# 船井幸雄の魂が今語りかけてきたこと

あらゆる悩みを包み込み、希望を現実化させるヒント

バイオレゾナンス医学会理事長
Y.H.C.矢山クリニック院長
矢山利彦

船井勝仁

佐野浩一

ヒカルランド

# まえがき――船《ふな》井《い》幸《ゆき》雄《お》先生の思い出（矢《や》山《やま》利《とし》彦《ひこ》）

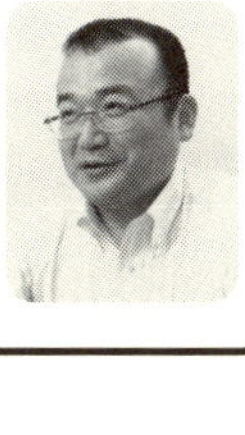

船井幸雄先生が逝去されて4年が過ぎました。

困ったこと、わからないことがあったらすぐに先生に相談できていたのに、もうそれはできません。寂しい気持ちは湧《わ》いてきますが、昨年末に船井先生の教えが自分の中に生きているんだなーと自覚することがありました。少し恥ずかしいのですが紹介いたします。

それは道路の側溝に真っ逆さまに落ちてしまったことです。深さは2m弱で、切り立った土手の下にコンクリートの側溝があり、水が少し流れています。仕事がひと段落した安心感と疲労もあったのでしょう。土手の上に立っているポールに何気なく左手を置いて、少し押したところ根元が腐っていて、全く抵抗なく折れ、そのまま頭から側溝に落ちてしまったのです。

気がついたら空を見ていて背中には冷たい水が感じられました。まず目が見えて意識がある。頸《くび》も動く、両手・両足も動く。大きな骨折や脳挫傷《のうざしょう》はなさそうだと自覚したとき、心から「よかったー」と肯定できたのでした。ソロソロと側溝から土手を這《は》い上がったときに、両手を合わせて、ご先祖様と神様に自然に「ありがとうございます」と言えたのでした。

でも側溝のコンクリートの角で左肋骨《ろっこつ》を打撲していたため、大きな息をすると左脇腹に激痛が走りました。これは経験上肋骨が折れているかもしれないと思いましたが、肋骨の骨折は肺に刺さるほどひどくなければ放置しておくしかないので、数日軽い鎮痛剤を服用し、放置しておきました。

それでも寝返りするのに、「ウッ」と声が出るほど痛いので、治療の方法をさまざまに工夫したところ、劇的効果のある療法をつくることができました。この方法は「スターループ」と名付けた気のエネルギーをよくするコイルと使い捨てカイロを組み合わせたものです（166ページ参照）。さっそく周囲の人、そして患者さんに試してもらってびっくりするほど素晴らしい効果が上がってきました。

例えば、長年の関節痛が数時間で著明に軽くなる。延髄《えんずい》の血圧コントロール中枢をこれで温めると高い血圧が30分くらいで下がる。

一番びっくりしたのは、がん患者さんの痛みの部位に使うと、モルヒネ系鎮痛剤の使用量が5分の1となったり、肺がんが鎖骨に転移してシャツを着るのも顔をしかめていた人が、楽に着られて腕が上がるようになったりしています。

医学的データとして報告するには、もう少し時間が必要ですが、全く副作用のない方法なので、今後広めていきたいと思っています。

思い返せば、船井先生の最晩年の顎《あご》の痛みに対して医師として力不足で申し訳なかったという気持ちが湧いてきます。しかし、側溝に落ちた直後より「**肯定し、感謝し、プラスを生み出す**」という思考のプロセスは、船井先生の教えそのものではないかとも思うのです。それがなければ、大きなけがではなかったので、よかったとは肯定はできたでしょうが、感謝やプラスを生み出すところまではいかなかったとしみじみ思うのです。

今回、舩井フォーラムの最終回（「舩井フォーラム ザ・ファイナル」2018年4月21・22日）に間に合うように、舩井勝仁様、佐野浩一様、ヒカルランドの小暮周吾様のお力により本書を世に出すことができました。舩井先生の思想、哲学、教えを多くの人に知ってもらうほんの一助にでもなれば、舩井先生への万分の一の恩返しになるかもしれないと、ひそかに嬉《うれ》しく思っているところです。

矢山利彦

（バイオレゾナンス医学会理事長、Y．H．C．矢山クリニック院長）

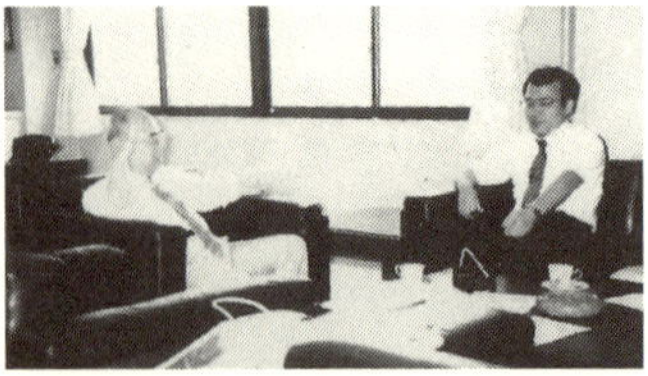

昭和63年、（左）舩井幸雄 （右）矢山利彦

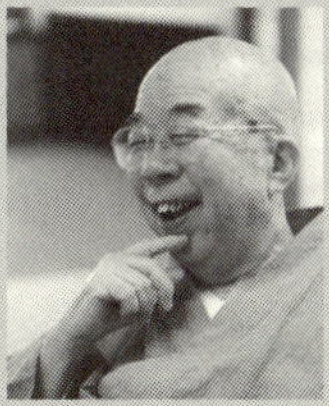

# 船井幸雄のあゆみ

1933(昭和８)年１月10日　大阪府中河内郡恵我村別所（現 松原市別所町）にて、父 船井専太郎、母 船井コギクの長男として生まれる。父専太郎は、農業を営む一方、隣接する熱田神社の宮司も務め、昭和22年頃から約10年にわたって村議会の議長も務めた知恵者であった。

1952(昭和27)年　大阪府立河南高等学校卒業。

1956(昭和31)年　京都大学農学部農林経済学科卒業。

1956(昭和31)年　財団法人安全協会産業心理研究所に入所。

1959(昭和34)年　安全協会の部下であった繁子夫人と結婚。

1960(昭和35)年　長男孝浩誕生。

1961(昭和36)年　父専太郎が死去。

1962(昭和37)年　妻繁子、急死す。このときの出来事から、人間や生命の探究を始める。

1963(昭和38)年　和子夫人と再婚。和子夫人の生き方は、その後の船井幸雄の考え方に大きな影響を与えた。

1964(昭和39)年　次男勝仁誕生。

1964(昭和39)年　株式会社日本マネジメント協会に入社。

1967(昭和42)年　同協会理事関西事務所長に就任。

1970(昭和45)年　株式会社日本マーケティングセンターを設立。代表取締役社長に就任。

1970(昭和45)年　長女ゆかり誕生。

1985(昭和60)年　商号を、株式会社船井総合研究所に変更。

1988(昭和63)年　船井総研が大阪証券取引所市場第二部（特別指定銘柄）に上場。コンサルティング会社として世界初の株式上場を果たす。

1990(平成２)年　船井総研の代表取締役会長に就任。

2003(平成15)年　船井総研の名誉会長に就任。

2004(平成16)年　船井総研が東京証券取引所市場第二部に上場。

2005(平成17)年　船井総研の最高顧問に就任。

2005(平成17)年　船井総研が東京証券取引所および大阪証券取引所市場第一部に指定替え。

2014(平成26)年1月19日22時1分　熱海にて永眠。享年81歳。


著作は400冊を超える。代表的なものに、『変身商法』（ビジネス社1972年刊、その後『船井流経営法』と改題）、『包みこみの発想』（ビジネス社1979年刊、サンマーク文庫1992年刊）、『未来へのヒント』（サンマーク出版1994年刊）、『エゴからエヴァへ』（PHP研究所1995年刊）、『百匹目の猿』（サンマーク出版1996年刊）など。

カバーデザイン　三瓶可南子

## 船井幸雄の魂が今語りかけてきたこと　目次



## 第1部 「肯定し、感謝し、プラスを生み出す」船井流発想であらゆる悩みや病気を包み込もう！

矢山利彦

校正　広瀬泉
編集協力　宮田速記
本文仮名書体　文麗仮名（キャップス）

# 第1部

# 「肯定し、感謝し、
# プラスを生み出す」
# 舩井流発想で
# あらゆる悩みや病気を
# 包み込もう！

矢山利彦

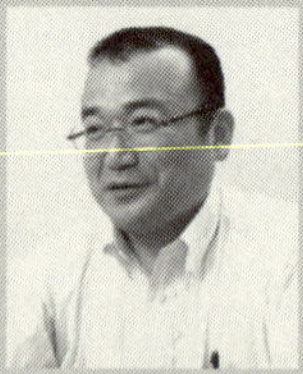

# 矢山利彦

1980年、九州大学医学部卒。福岡徳洲会病院で救急医療を中心とした診療に携わり、福岡医師漢方研究会で東洋医学を学ぶ。漢方薬、鍼灸などの研究、実践を経て、気功に辿り着く。

1983年、九州大学医学部第２外科に入局。大学院博士課程にて免疫学を研究したあとに87年より佐賀県立病院に移り、好生館外科医長、東洋医学診療部長を歴任する。

2001年、Y.H.C. 矢山クリニックを開院。

2005年６月、医科と歯科、気功道場、自然食レストランを併設した新病棟を開院。西洋医学と東洋医学を融合させ、「気」という生命エネルギーを生かす総合的な医療を実践している。現在、バイオレゾナンス医学会を設立し、ドイツの波動医学の研究者たちと一緒に研究している。

空手道６段、合気道３段でもある。

矢山クリニック
http://www.yayamaclinic.com/

# 「単純明快」に病気をとらえたら「五つの病因論」が見えてきた！

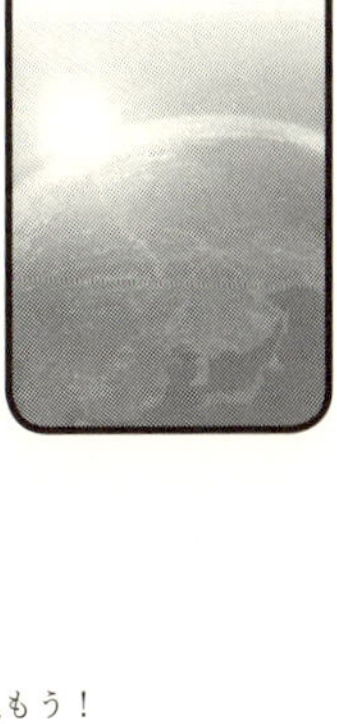

**上手に生きるためには、「正しいルール」を知り「単純万能のコツ」を知ること。**

船井先生が経営コンサルタントとしてさまざまな業種の社長さんに99％以上の確率で的確な答えを出してこられたその極意が、「正しいルール」と「単純万能のコツ」のようです。

先生に医療のこと、気功のこと、人間関係で気づいたことを話すと決まって「おもしろいね、でももう少し単純明快になるといいね」と言われました。それは数えきれないほどです。そこでまた考えるのですが医者の頭は教育の途上で、複雑なものを複雑に記憶して、すぐに取り出せる、まるで検索エンジンのように働くことが求められます。そのため、「単純明快」の意味がなかなかわかりませんでした。

それでもあまり何度も「単純明快」にするように言われるので、少しアタマにきて、そんなに言われるならやってみようと思いたち、それまで診療していた数千人のカルテを見直して、病気を「単純明快」にとらえることができるか検討してみたのです。

すると驚くことに、病気の原因が五つに絞られてきたのです。これを「**五つの病因論**」（金属汚染、電磁波、化学物質、潜在感染、自分でつくる精神的ストレス）と言います。

考えたときは自分でも本当かなーと疑っていたのですが、100名を超えるバイオレゾナンス医学会のドクターがこの「五つの病因論」に基づいて患者を診療してめざましい結果が出ています。そのため「五つの病因論」は今では仮説というより真説となっています。これも船井先生の「単純明快」にしなさいという教えのおかげでした。

五つの病因について理解し、それが排除できれば病名に関係なく、症状の改善が見られます。そして病気にならないため、すべての人に知っていただきたいと思っています。

## 「矢山さんはそれがよいよ」確信をもらった船井先生からのはげまし

**「天地自然の理にしたがえば、『ツキ』がめぐってくる。『ツキ』を呼びこむことは、すなわち天地自然の理にしたがうこと」。**

「天地自然の理」。わかるようでわからない、でも大切な生き方の極意が秘められているような言葉。先生がご存命のときにもっとよく聞いておきたかった言葉です。

今でも「天地自然の理」の意味がわかったとは言えませんが、先生はどんな質問に対しても即座に正しい答えを出すためには「天地自然の理」に沿《そ》って考えることが大切と言われていました。そこで思い出すのは、私が外科医をやめて、東洋医学と気の研究をする医者に転向しようかと迷っていたときのことでした。一人前の外科医になるにはかなりの気力、体力、知力、努力が必要です。知識だけではなく、手が動くこと、さらには武道にも似た身体智がないと、難しい手術はできません。

がんを治すには完璧《かんぺき》な手術をやり遂げることが最重要と思っていた私は、手術が上達するための努力を惜しみませんでした。そしてやっと外科医として一人前になり手術でがんを治療する毎日を送っていました。

手術がうまくいってがんから解放される患者さんももちろんおられましたが、手術はうまくいったにもかかわらず、すぐに再発する患者さん、また別の部位にがんができる患者さん、そして抗がん剤の副作用に苦しむ患者さんを目の前にして、何か根本の方針が違っているのではないだろうかと考え始めました。

がんからの解放という人類の希望の新天地に向かってトンネルを掘っていくとき、方向が正しければ多くの人々の努力を集積することにより、いつかはそこにたどり着くはずです。しかし自分が今やっていることがその道に乗っているとは思えなくなったのです。

手術が好きで上手な医者はたくさんいます。でもこんなことを考え、東洋医学や気の医学によってがんや難病を治したいと考える医者が1人ぐらいいてもよいのではなかろうかとも考えたのです。

今から20年以上も前のことで統合医学という概念もまだ明らかになっていませんでしたし、一人前の外科医になるまでに使った時間や努力を考えるとなかなか決心がつかないで迷っていました。そこで船井先生に「外科医をやめて漢方と気の医学を研究実践する医者に転向したいのですが迷っているのです」と相談しました。

先生は即座に「矢山さんはそれがよいよ」言われました。あまりに確信を持って即決だったので、「そうなんだー」と思え、自分の迷いも吹っ切れてしまいました。

以来、外科医をやめて全精力を漢方と気の研究に注いだおかげで微細エネルギー検知装置である「ゼロ・サーチ」を発明でき、バイオレゾナンス医学を始めることができています。船井先生にいつか「あんなに即決できたのはなぜですか」とお聞きしようと思っていましたが、お亡くなりになり、それはかないません。でも「天地自然の理」に則《のっと》って考えるならば、私には漢方と気の研究をする医者が合っているように思える今日この頃です。

## 「ツク」とは何か「コツ」とは何か

船井先生は成功するには「ツク」必要がある。「ツク」には「コツ」があるとよく言われていました。

若い頃医師としての仕事は、できるだけ正確にかつスピーディに診断して、有効な治療を行うことと信じて何の疑いもありませんでしたので、「ツク」とか「コツ」という論理的に思えないことは考えたこともなかったし、興味もありませんでした。

ほとんどの医師、それも若い医師は同じ考えでしょうし、患者さんも、病気を治すには「ツク」ことが大切、「コツ」が必要とは考えないと思います。しかし、長い間医師として難しい患者さんを診ていると、不思議にラッキーが重なって危機的状況を越えていく患者さんと、医師と看護師が手を尽くしてもなかなか回復していかない患者さんが存在していることは否定できないようです。

船井先生は、正しいコツは**①単純 ②明快 ③万能 ④即効 ⑤卓効 ⑥副作用なし**とよく言われていました。医療において①～⑥までのコツがあれば、それはそれは嬉しいことですが、なかなかありません。

しかし、バイオレゾナンス医学の根本のルールである「五つの病因論」により、病気を単純かつ明快に認識できるようになりました。がんからリウマチ、またさまざまな難病、高血圧症、糖尿病、高脂血症、高齢者の関節の痛みなどなど病名は全く異なっていても、その症状の奥には必ず五つの病因が潜んでいます。

Y.H.C.矢山クリニックには一万七〇〇〇を超えるカルテがあり、病名も症状も異なっていますが、五つの病因が必ず存在しているのです。ですからこの五つの病因を排除し、再度体に入ってこないようにすることが大切なのです。

これは体をクリーンにして健康を増進させることなので、現在病気がない人にも適します。この体のクリーンアップと同時に、病名に対して西洋医学の適切な治療も行うのです。

これで船井流のコツが見えてきました。次は「ツキ」について考えてみます。

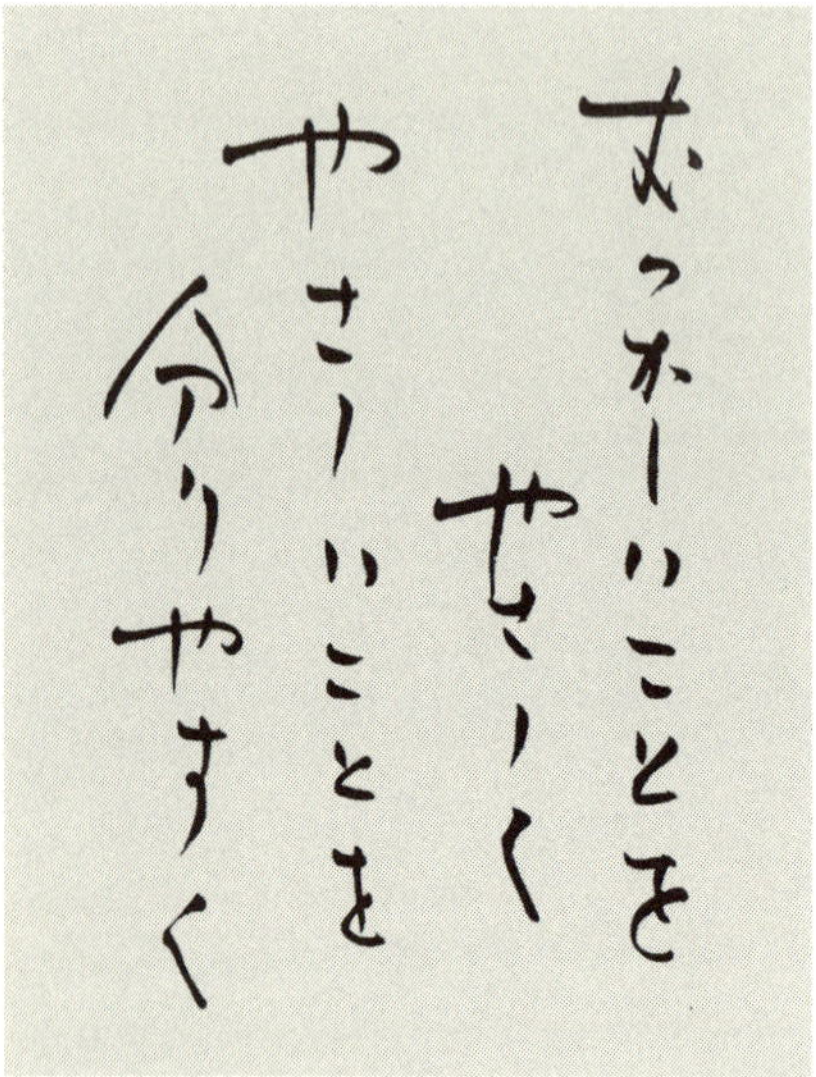


『船井幸雄名言集』（船井本社グループ）より。

## 「ツキ」を呼び込むためには

「コツ」については、「天地自然の理」にかなった有効性の高い方法、そのような方法の精髄を理解することが可能です。何かを行うとき「コツ」を知っているか、知らないかで成果は大きく違ってくるでしょう。

しかし「ツキ」については、そのような現象はあるかもしれないが、論理的には説明しにくい、偶然にすぎないと言われればそれまでのような気がします。でも船井先生は大まじめに「ツキ」について説かれています。

ツキを呼び込むには、

### ① 現状で『ツク』状況にする

## ② 次に『ツク』ものをつくる
## ③ 『ツキ管理』をしてツキを落とさない

先生がご存命のときに「ツキ」についてもっと詳しく教えてもらっておけばよかったと悔やまれますが「ツキ」について深く考えるだけの認識の力がまだなかったので興味もそれほどなかったのかもしれません。

船井先生は漢字の「付き」「附き」ではなくカタカナで「ツキ」と書かれています。一般表現では、運がめぐるとか、力や能力がつく意味、また人や世の中の動きを支配する、人知、人力の及ばないなりゆき、まわり合わせを意味しているように思います。

前述したように医師は論理的に思考すべきと教育されていますので、「ツキ」を期待して仕事をするようにはなっていません。

論理的思考は科学の基本です。これは因果律をその大前提に置いています。つまりある原因があるから対応する結果が生じる、その通りです、となります。しかしユングは意味のある偶然を「共時性」と名づけて新しい世界の見方を提案しました。

天外伺朗《てんげしろう》さんに教えてもらった考えをもとに説明すると、ニュートンの提示する世界は因果律が成立する世界ですが、量子力学では素粒子の動きには因果律が破綻《はたん》している部分があると言われています。

量子論をつくった物理学者の1人であるパウリと心理学者のユングは、共同で因果律を超えた共時律による科学を考えていたようですが、それは成功していません。天外伺朗さんがこのあたりについて詳しく本にして説明してくれていますので『無分別智医療の時代へ』(内外出版社)を参照してください。

「ツキ」という現象を論理的に考えると、このようにややこしい話になりますが、生き方として「ツク」にはどうすればよいのかを船井先生はもっと簡単に教えてくれました。

## 船井幸雄先生曰《いわ》く「素直で勉強好きでプラス発想」

### 「ツキ」とは何か、「ツク」にはどうすればよいのか。

「ツキ」「ツク」という一見論理的でない事柄が大切と船井先生はよく言われていました。その意味は当時はよくわかりませんでしたが、振り返ってみると、船井先生とお会いした当時は流通業界以外ではまだあまり有名ではなかったので、比較的時間の余裕もあり、また私の住む佐賀に経営指導に来られることもあって、月に1回くらいお会いして、いろいろな話をさせていただきました。

先生と会って話すと不思議にいい気分になり、安心ができ、何か自分にもできそうだという希望が湧いてきます。何かの発明をお見せすると「矢山さんは発明、工夫がうまいねー」といつも言われるのでした。ただその後に「もう少し単純明快になるといいけどなー」と続くのです。

その言葉がバイオレゾナンス医学の根本原則「五つの病因論」を生み出すきっかけになったことは前述しました。船井先生にお会いしなかったら、自分はどうなっていただろう。漢方や鍼《はり》ができて気功もできる多能な外科医として、中途半端に生きていたかもしれません。そう考えると船井先生よって大いに「ツキ」のある人生に変化したと今振り返って思うのです。

船井先生は、「**会社はトップである社長によって99％決まる**」とよく言われていました。あるとき「コンサルティングの秘訣《ひけつ》は何ですか」と質問すると、「それは社長と話して、社長の人間性が『**素直で勉強好きでプラス発想**』ならコンサルティングを引き受けるようにしているからだよ」と言われました。「そうではない社長のコンサルは引き受けないのですか」と聞くと、「その場合は『素直で勉強好きでプラス発想』になってもらうように説得する」と言われました。

そして「矢山さんは納得すれば至って素直だね」と言われたのです。

私は、「それは納得しないと、頑固という意味ですね」と返すと「そうそう」と笑っておられました。

## 患者の思考のあり方は病気が治る過程に関係する

「ツキ」をよくするには「素直で勉強好きでプラス発想」が大切。それができる人は人間として成長できるし、それができる会社は伸びていくと舩井先生はよく言われていました。

会社の社長に相当するのは人間では頭脳でしょう。舩井先生に初めてお目にかかったとき、「経営コンサルタントってどんなお仕事ですか」と質問しました。すると先生は「経営コンサルタントとは会社の医者だよ」と答えられました。私は「それなら、社長は人間でいえば頭脳に相当しますね」と言うと「そうだよ」と答えられました。このやりとりを後で何度も考えてみるといろいろ気がつきました。

まず、経営コンサルタントとは、「会社の財務、人事、営業などの方針や実態を調査し、問題点を改善する助言、勧告する仕事」と難しく答えずに、先生は「会社の医者だよ」と実にシンプルに答えられました。

すると、医者とはどんな仕事をするのかという質問が自分に返ってきます。そして、会社の経営は社長で決まるように、人間の生き方、健康も頭脳によって決まるとなります。

これは医学的にはセリエのストレス学説や心身相関を説く心療内科の原点に近い考え方になります。しかし臨床医学では、読者の方々も体験されたことがあるように、血液検査と、画像診断のデータが診断の最重要ポイントで、頭脳の働きが大切とは全く考えていません。

長い間臨床の場にいると、**患者さんの思考のあり方が病気の治る過程に大いに関係しているる**ことに気がついてきます。そんなことはないと断言する医療者はいないと思いますが、医学上のデータとしてはなかなか表面に表れてこないのです。

「五つの病因論」をつくるとき、中心に「**自分でつくり出す精神的ストレス**」を置いたのは、このような考えが根本にあったからです。それに加え、私の開発した微細エネルギー検知装置「ゼロ・サーチ」で調べると、頭部で緊張したときの神経ホルモンであるノルアドレナリンが出現しているのか、エンドルフィンやオキシトシンのような快適感を表す神経ホルモンが出ているのかを推定できるようになっているのです。

　これで心療内科的考察も可能になりました。

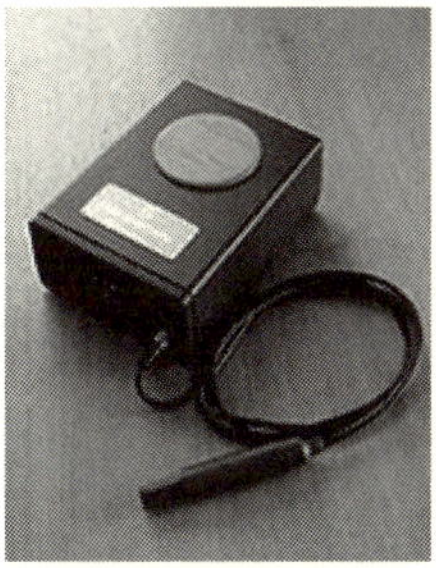

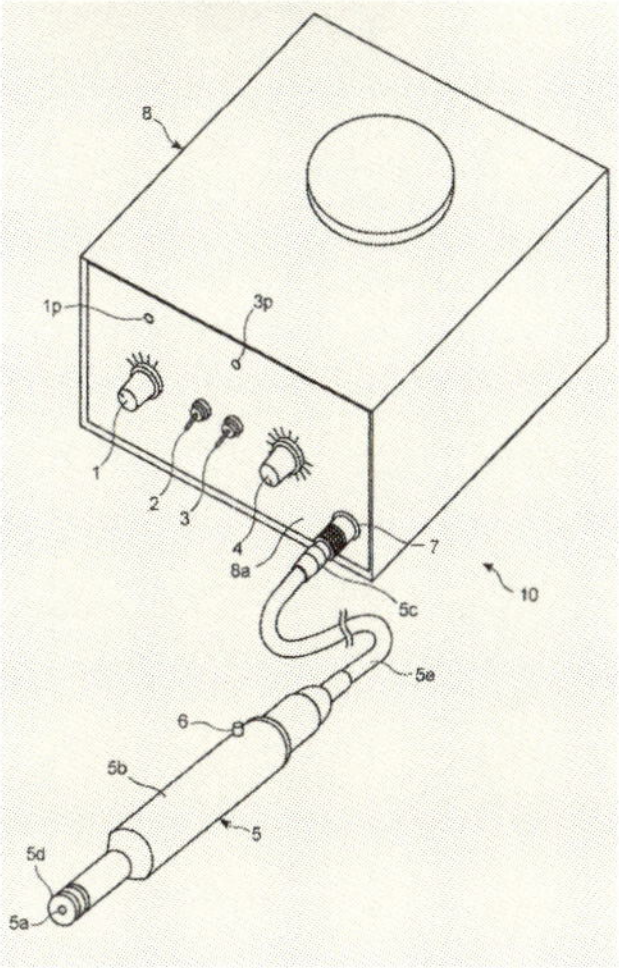


ゼロ・サーチ

## 長所伸展法で短所は自然に消えていく

「ツキ」という一見非論理的な現象も、よく考えると自分の人生に大きく関与していると思えてきました。ある年齢まで生きて、自分の人生を虚心に振り返ってみると、「ツキ」なんて関係ないと言い切れる人はいるでしょうか。

舩井先生がおっしゃるには、「**長所伸展法**…よいところ、得意なこと、上手にできることを伸ばしていく方法。長所を伸ばしていけば、短所は自然に消えていく」について体験的に考えていきましょう。

医師になるためには、解剖学、生理学、生化学、病理学、細菌学、薬理学、免疫学……など膨大な量の基礎医学を学んで試験に通った後、臨床医学に入ります。これも外科、内科、小児科、産婦人科……などの現在開業されている各科を全部学んでそれから国家試験に通って、臨床の実修が始まります。つまり自分の専門としたい科の医局に入ってその科の実務を体得するための修行が始まるのです。

現在はローテーションで各科を回ってから専門に入るようになっていますが、私が卒業した頃はローテーションの研修は大学病院ではありませんでした。そこでさまざまな科を回って勉強したかった私は、福岡徳洲会《とくしゅうかい》病院で医師人生をスタートしたのです。

当時の院長は米国で修行してきた外科医の植田英彦先生で郷里の先輩でした。その先生にあこがれて徳洲会病院に入り、内科、外科、小児科、産婦人科、整形外科をローテーションしました。これに加えて救急でみっちりしごかれました。

これだけローテーションすると、自分に適している科が見えてきます。それで外科医の道を選択したのですが、実は心療内科にも魅力を感じていたのです。心療内科は九州大学で心療内科を創設した池見酉次郎《ゆうじろう》先生に啓発されて心療内科を学ぶ学生の勉強会をつくり、1年間教授直々に週1回特別講義を受けたりもしていました。

どちらにしようか迷いはあったのですが、西洋医学の物質的力を発揮できる外科医をまずできるところまでやって、それから心療内科も勉強しようと思ったのです。

現在外科をやめて、統合医療に力を注いでいると、心療内科的要素が大きな比重を持っていることを痛感しているところです。池見先生から心療内科の研修医のレベルのことは教えたと言われましたが、このときの考え方は私の大きな力となってくれているように思います。「五つの病因論」の中心に自分でつくり出す精神的ストレスを置いたのもこういう理由なのです。

## 人体における「長所伸展」とは自然治癒力を向上させること！

舩井先生は、長所を伸ばしなさいとよく言われました。長所とは、伸びているもの、得意なもの、自信のあるもの、好きなことの中にあるもので、それを見つけてそれが伸びるようにすると「ツキ」がやってくると言われていました。

「それでは、長所が見つからないときはどうしたらよいのですか」と質問すると、「そのときは、目の前にある対象を人の3倍努力してやりなさい」と言われました。そして「3倍やれば、3倍速く自分の長所が見つかるよ」とも言われました。その計算の根拠はよくわかりませんでしたが、そんなものかと納得しました。

それで若い人が迷っているときは、**「目の前の仕事を人の3倍努力してやれば、3倍速く自分の本当にやりたいことが見つかるよ」**というアドバイスに使わせてもらっています。また、これとは別に船井先生が著書にお書きになっていないと思われる別の方向のアドバイスもあります。

あるとき私が気や気功のことをあまり熱心に話すので、アブナイと思われたのでしょう。「矢山さんは気の研究は自分の能力や時間の3割以内でやったほうがよいよ。3割でも、3年すれば10割に達するからね」と言われました。

医師の仕事は朝から晩までほとんど働き詰めで、3割も気の研究に使う時間は物理的に無理なのです。それで「病院の仕事が終わってから時間を見つけてやっています」と答えて安心してもらいました。

精神世界に興味のある若い人が増えています。そんな人たちの悩みの根本に、物的な価値を追い求めるような仕事は自分の本当にしたいこと、やるべきことではないのではなかろうかという考え方があるようです。このような方々に船井流のこのアドバイスが役に立つのではないでしょうか。

次に医学、医療における「長所伸展」とは何でしょう。医学は体のよくない部分をできるだけ早く見つけ、それを抑制する、取り除く作業を主目的にしています。これは船井流でいうと「欠点是正」「短所指摘」というやってはいけない手法になります。それなら人体における「長所伸展」とは何でしょうか。それは、自然治癒力、具体的には生体の防御を行っている免疫機能を向上させることでしょう。

しかし、この大切な自然治癒力という概念は西洋医学の中で講義されることはありません（そんな医学教育を行っている医学部があるなら教えてください）。免疫学は重要な学問で研究レベルではかなり詳しい情報が明らかとなっていますが、この人間の長所ともいえる免疫学を臨床の場で使うことがほとんどできていないのです。

これは自分の兵隊がどう働いているのかを知らないで戦争をしているようなものなのです「彼を知りて己《おの》れを知れば、百戦してあやうからず」とは孫子の兵法ですが、「敵も知らず、己も知らずば、百戦あやうし」と言わなければなりません。バイオレゾナンス医学ではこの状況を大改善することができたのです。

## 「長所伸展」の原則でリウマチは〝ここまで〟治癒可能になった！

人間における長所伸展とは何でしょうか。

人間の体を守ってくれる免疫機能という人体の「長所」について考えてみましょう。

免疫という言葉は一般用語になっています。免疫機能が低下すると、感染症やがんを発症しやすくなり、免疫が過剰に働くと自己免疫疾患である慢性関節リウマチや、SLE（全身性エリテマトーデス）、強皮症、クローン病などの難治性の疾患が表れてきます。

そのためがんに対して免疫療法が行われ、自己免疫疾患に対しては免疫抑制剤が使われています。また免疫抑制剤は臓器移植手術後の生存率を2倍に引き上げたので、現在では移植医療には欠かすことのできない薬品となっています。それで移植医療については横に置いておき、自己免疫疾患に対する免疫抑制剤について考えてみましょう。

Y.H.C.矢山クリニックでは慢性関節リウマチは治癒可能な疾患になっています。リウマチは関節にウイルス、細菌、化学物質、金属が流れ込んだために慢性に炎症が生じている状態なのです。免疫担当細胞はさまざまな原因が流れ込んでくるために、テンヤワンヤになって働いているのです。

このとき病原体を殺すけれど正常細胞にもダメージを与える炎症物質(TNF-α など)が関節内で働いて痛みを生じてくるのです。これがリウマチの本態なので、現在行われている免疫という人体の長所を抑制する治療法は、「長所伸展」という原則にかなっていないことになります。

ではどうすればよいのでしょうか。バイオレゾナンス医学ではゼロ・サーチを使ってまずどんな原因が関節に集まっているのかを推定します。そしてそれに対応する漢方薬を主とした薬剤を服用してもらいます。また加熱されてない食品には弱毒菌がついていることが多いので、ストップしてもらいます。さらにホコリ、ダニを吸わないように徹底して掃除をしてもらいます。これを出発点として合成洗剤を中止すること、歯科金属の除去も必要な場合があります。

このように体のクリーンアップをやりながらリウマチの薬はできるだけ少なくし、原則として免疫抑制剤や生物学製剤を使いません。どうしても症状を抑えるために使ったとしても短期間です。そしてその他の自己免疫疾患も同じように考えて治療できます。

【参考書籍】

『リウマチがここまで治った！――ホロトロピック的アプローチで治癒した患者17人の証言』矢山利彦編著（評言社刊）
『リウマチにさよなら』片岡信子著（舵社刊）

## 病原体と戦う自分の体内の軍隊の働きを知ろう

人体における長所伸展について、さらに考えてみましょう。

自己免疫疾患では症状が激しく、体のダメージが大きいときは短期間だけ免疫抑制剤や生物学製剤を使うとしても、長期にわたって使われると生体の防御力が低下して、感染症や腫瘍《しゅよう》を発症しやすくなります。このことは薬の説明書に記載されているほどですが、無自覚に使われていることも多いようです。

病気は病因や病原体と生体防御力との戦いです。戦いに勝つには、どんな敵がいて、自分の軍隊がどんな武器を使ってどう働いているかを知らなくてはいけません。しかし人間の自覚することは、症状だけで、敵である病因や病原体も知らず、自分の軍隊の働きも知ることができません。

痛み、発熱、腫《は》れ、発赤などの不快感を伴う症状は、敵と味方の軍隊が戦っている反応なので、症状を抑えることは、病気からの本質的な解放とは言えません。しかし痛み、症状は辛いので何とかこれをなくしてほしいというのが人情でもあります。

バイオレゾナンス医学では、ゼロ・サーチという微細エネルギー検知装置と任意のエネルギー情報を出力するドイツ製のレヨメータを使ってどんな病因、病原体が存在するのかということ、またサイトカインという免疫系の連絡物質のサンプル（これもレヨメータで代用できる）を使って自分の兵隊がどのように働いているかを推定することができるようになりました。

使いこなすには、医学的知識と訓練が必須《ひっす》ですが、これが使えるようになると病気がどのようにして生じているのか、なぜ患者さんがそのような症状で苦しんでいるのかをリアルタイムにかつ全く侵襲《しんしゅう》なしに推定することができるのです。

このバイオレゾナンス診断は今まで医師や歯科医師の頭の中でデッドストックになっていた基礎医学のウイルス学や寄生虫学、細菌学、薬理学、免疫学の知識とぴったり合うことが多いので驚きです。

ここまできて、船井流の長所伸展を人体の中で実現することが可能となってきたのです。これも長所伸展というコンセプトを私の頭の中にたたきこんでくれた船井先生のおかげだと思い出しながら感謝しています。

## 船井幸雄先生は「絶妙の間《ま》」で答える達人だった

**包み込みの法則**……商圏の中で競合店を決め、そこにある商品をすべて揃《そろ》え、扱ってない商品まで揃えると、圧倒的に勝つことができる。自店の力をつけて、次のターゲットを決め同じことを繰り返す。その過程ですべてを肯定し、包み込めるようになることが人としての努力目標。

船井先生の思想がしみこんだ自分を自覚するときがあります。自分の中にそれまで全くと言ってよいほど存在しなかった考え方がこの「**包み込み**」です。すべてを肯定し、包み込めるようになることが人としての努力目標と言われます。

人は自分の人生がうまくいって何も問題を感じてないときは、この「包み込み」に対してソウダヨナーという想いも持つことも可能です。しかし突然の困難、不幸、大病が表れたときに、すべてを肯定しなさいと言われても、なかなかできるものではありません。

船井先生のセミナーでこの「すべてを肯定する」という言葉が出たとき、ある参加者が突然質問されました。「先生はそう言われますが、自分の家族が突然事故で死んでもそれを肯定するんですか」と強い口調でした。

会場はシーンとして先生の次の言葉を待っています。先生は少しの間を置いて、確信のこもった声で「そうですよ」と言われました。そして会場からフーとため息が聞こえました。質問者はそれ以上何も発言することなく、セミナーは続いていきました。

この船井先生の答えられた絶妙の間を時々思い出します。私は武道を長い間やってそれが人生のテーマの一つなので、「絶妙の間」と表現したいのですが、船井先生の平易な言葉の奥にある人生の重み、その言葉が生みだされた過程の努力苦闘の一部を垣間見《かいまみ》たような気もします。

自分が同じようなシチュエーションに立ったとき、船井先生のような言葉の名人技が使えるだろうかと考えるとまだまだだという気がしています。

医学における「包み込み」とは何でしょう。バイオレゾナンス医学を通じてそれを考え実践してきました。次項ではそれについて述べていきます。

## 人間の長所である自然治癒力や免疫機能の検査法は未発達

医学、医療における「包み込み、すべてを肯定する」とは何でしょうか。

医学における「包み込み」とはまさしく現在注目されつつあり、徐々に広がりつつある統合医療、さらにホリスティック医療になるでしょう。

統合医療とはサイエンス（自然科学）に基づいた西洋医学と伝統に基づいた東洋医学、さらにホメオパシー、食事療法、気功、ヨーガ、心理療法などを統合して人間全体を治療していこうという新しい医学の潮流です。

サイエンスは測定可能性と一定の技術を持って行えば再現可能という条件を満たす現象を対象とする自然認識の方法です。これは非常に強力なのでサイエンスは現在の人間社会を指導する大きな原理になっています。それで「非科学的」と言われれば価値がないと言われることと、ほとんど同義語となっています。

西洋医学は血液検査、画像診断という測定を診断の根拠にして仕事が行われていることは常識です。しかし人間の持つ病気に関する情報がこの血液検査や画像診断だけでどれだけの範囲でカバーされているのでしょう。遺伝子診断が話題になっているように遺伝子の情報はまだまだこれからのテーマです。

「長所伸展」について考えたように、人間の長所である自然治癒力や免疫機能についての情報は、臨床の場ではほとんど登場してきません。つまり科学的であると考えられる西洋医学も、その根拠である検査法が未発達なのです。

一番未発達と思えるのは、人体が持つエネルギーに関する情報が無視されている点です。人間が生きるためには細胞が生きなければなりません。細胞が生きていると細胞膜に電気を発生します。またミトコンドリアが生体エネルギーであるATPをつくるときは電子伝達系という電子の動きが生じます。ATPは1日でその人の体重分ぐらいの量がつくられ使われています。つまり膨大な電気活動が生体の中で行われているのです。

この電気的活動のほんの一部が脳波や心電図として知られていますが、実に生体は電気的存在なのです。そして人体の周囲にテラヘルツ波（1秒間に1兆回振動する波動）レベルの周波数を持つ微弱な電磁波を出していることもわかっています。このような生体の持つ電気的性質がテラヘルツ波の技術が進めば明らかになってくるでしょう。

病気の原因、生体の反応がテラヘルツ波の診断技術で明らかになる日が未来ではきっと実現されているはずです。こうなると西洋医学、東洋医学、その他の伝統医学すべてを包み込んで、人間を病から解放する医学ができてくるのではないでしょうか。それを夢見てバイオレゾナンス医学を少しでも進展させていきたいといつも考えています。これが船井流「包み込み」を医学に使った考え方です。

次にもう少し医学における「包み込み」を考えていきます。

## 「戦争とは武器の在庫一掃セールだからね」

医学、医療においてすべてを肯定して包み込むとはどういうことなのだろう。

「包み込む」という人間の営みは、どうしたときに生まれるのでしょう。

何かの問題を解決しようとするとき、手持ちの方法論でうまくいくのなら他の方法を探す必要もなく、既存の方法論に整合性を持たせて新しい方法論を組み込み、融合する必要もありません。

西洋医学の方法論だけで、病気がどんどん治って苦しむ人が減り、さらに病気そのものが人類の中から減っていくのなら、誰も東洋医学や伝統医学、エネルギー医学などを探究する必要はないでしょう。

私は外科医として修行を積みながら手術がパーフェクトにできればがんが治るし、

西洋医学の方法論しかないと考えていた時期もありました。しかし、2人に1人ががんになり、3人に1人ががんで亡くなる時代になってしまって、現在の西洋医学の方法論だけでがんに克《か》つことは難しいことが明らかになってしまいました。

西洋医学の基本方針でどこまでも研究を進めていけば、いつかはがんや難病に克《か》つ日が来るのでしょうか。そう思いたいのですが、そうではないかもしれません。

基本方針のことを戦争では「戦略」と言います。例えば戦うのか否か、どの相手を目標にし、どの相手と組むのかなど、大きな方針のことです。実際にどんな武器を使って戦うのか軍隊全体の動かし方などを「戦術」と言います。そして現場で敵と戦うことを「戦闘」と言います。

戦略：strategy《ストラテジー》

戦術：tactics《タクティクス》

戦闘：battle《バトル》　combat《コンバット》　fight《ファイト》

何か問題を解決しようと考えるとき、医学にも戦略、戦術、戦闘の段階（カテゴリー）があることは医師として現場で仕事をしているだけではなかなかわかりません。

舩井先生にこの考え方を教えてもらったとき、とても感動したことを思い出します。しかし戦略、戦術、戦闘と仲間の医師に言ってもなかなかピンときてもらえません。そこでトンネルを掘ることに例えて、トンネルを掘るのか否か、またどの方向に掘るのかという基本方針を戦略といい、どんな掘り方や機械を使うのかの計画を戦術といい、実際に掘る現場での作業を戦闘と考えると言い換えるとわかってもらえます。医師の仕事は患者を相手に現場の作業すなわち戦闘がほとんどで、戦術、戦略を考える機会は自分で持とうとしない限りやってこないのです。

戦略発想については興味深い思い出があります。1991年1月に湾岸戦争がありました。その前に多国籍軍が組織されたとき、私は舩井先生に「戦争はないほうがよいのですが、起きますか」と尋ねたことがあります。

先生は即座に「戦争は必ずある。アメリカは武器を持って行って、そのまま持って帰ることはしない。戦争とは武器の在庫一掃セールだからね」と言われました。「**戦争とは武器の在庫一掃セール**」とは初めて聞いた言葉でした。これが、戦略発想にふれた最初でした。それなら、医療における戦略発想とは何でしょうか。

## 医療における戦略発想は東洋医学の古典『黄帝内経素問《こうていだいけいそもん》』にあった

医療における戦略発想とは何でしょうか。

戦略、戦術、戦闘と問題解決に三つのカテゴリーがあることを舩井先生に教えていただき、折に触れて考えてきましたが、外科医の仕事は現場で戦闘を続けることなので、戦略、戦術については、認識の力がすぐには及びませんでした。しかし東洋医学の視点で考えると戦略、戦術が見えてきました。

次ページの図は漢方の古典『黄帝内経素問』のエッセンスが詰まっています。

それは、

① 人はあるとき、突然病気になるのではない。突然のように見えても、そこには生体を守ってくれる正気《せいき》（免疫機能）の変調が内在している。

## 東洋医学では病気をどう考えてきたか？

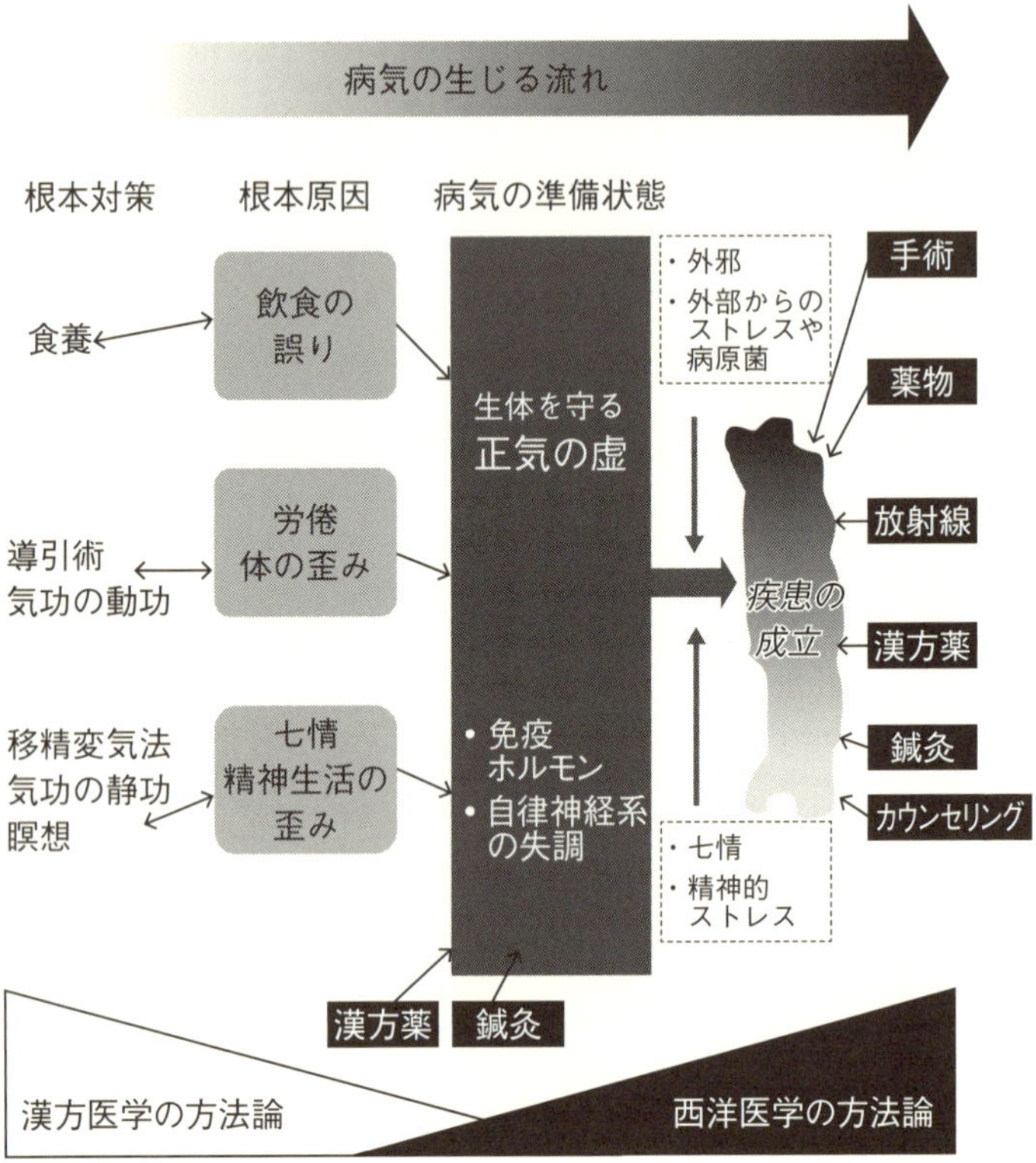

② 正気の変調を「正気の虚」というが、その原因に、食生活の誤り、体の歪《ゆが》み、精神生活の歪みがある。

③ これらに対して食養、気功の動功や静功が行われていた。古典では気功のことを導引術と言っていた。

④ 正気の虚の状態に「外邪」と呼ばれる気温の変化、ホコリなどの環境因子、それにウイルス・細菌・寄生虫感染・金属汚染などの病因が加わると症状が表れ疾患が成立する。

⑤ 西洋医学は、この症状を減らしてなんとか人から苦しみを取ろうとする。

この図は西洋医学、東洋医学、自然療法を組み込んだ戦略と戦術を示しています。

この図が医療を行う人と患者のアタマに入っていると戦いに勝つ可能性が高くなるのです。

## 人にもお金にも情報にも好意と愛情を持って接しよう！

船井先生からは原理原則についても学びました。

二大処世原則

**「鏡の原則」**……相手に向けた気持ちや行為がそっくりそのまま相手から自分に返ってくる。

**「愛情の原則」**……人でもお金でも情報でも愛情を持って大切にしてくれる人のもとに集まってくる。

船井先生は「まずこちらが率先して人に好意を抱き、愛情を注ぐことが、成功と幸運を得るための第一歩となる」と述べておられます。今思い返してみると私の知る限りでは、先生は自らの態度でこれを示しておられました。

先生がある直感能力を持つ中学生の少年と話している場に立ち会ったことがあります。先生は実に親しげに「○○○さん」と呼び、「そうですか」と丁寧な言葉を使っておられました。

後で先生に「どうして少年にまで『○○○さん』と呼び、丁寧すぎると思えるほどの言葉を使われるのですか」と質問しますと、先生は笑って、「誰に対しても同じ態度で接するのがよいのだよ」と言われました。

先生が他の人の批判をすることを聞いたことはありません。先生は著書で数多くの人を世の中へ紹介されていました。私もその恩恵を受けた1人ですが、中には私がその方の著書を読んだり、その方と実際に会った結果、問題が多分にあると感じたことがありました。

そんなときに先生に「あの人にはこのような問題があると思います」と直言したことが何度もありました。そんなとき、先生は「矢山さんのように私に言ってきた人が何人もいるよ。でも彼にもなかなかいいところがある人だけどなー」と言うのがいつものことでした。

一度だけある宴会の後で「矢山さん。〇〇〇さんと付き合うのは少し注意したほうがいいよ」と言われたことがありました。その方に対して私はあまりよい印象を持っていなかったので、「はいわかりました」とだけ答えましたが、本当に先生は他の人を批判することはありませんでした。反対に横で見ていて、少しセーブして気をつけてくださいと言いたくなるほど親身な態度で接しておられました。これはなかなか及ばないところと今でも感じています。

先生は新しい情報に対して実に貪欲《どんよく》と言えるほど興味を持たれていました。そして有益な情報をセミナーや著書で広く知らせようとするとき、必ず「これは〇〇〇さんから教えてもらったことです」と情報源を明示されていました。「情報も愛情を持って大切にしてくれる人の元に集まってくる」の言葉通り、先生の元にはたくさんの情報、それもその道のトップクラスでないと知り得ない、マスメディアやインターネットにない情報が集まってくるようでした。

何度か先生の大学ノートを見せてもらったことがあります。そこにはビッシリ新情報が記されてありました。毎日新しい情報がやってくるのでノートにまとめているとのことでした。

それに加えて、読んだ本のエッセンスも記されていました。先生の膨大な著書の源はこの、ほかの人の追随を許さない勉強があるのかと感動しました。そして少しだけマネをしてみましたが、とても自分にはできることではないことがよくわかりました。

## あなたの病気という現実は、あなたがつくり出したもの

**思いは実現する。**

① よいことを思えば、よい出来事が起こってくる。よくないことを思えばよくない結果が表れる。

② 自分の目の前にやってくる現実は、すべて自分の思いがつくり出したもの。

③ 上手に生きて実り多い人生を手に入れるか、それとも苦しみながら生きて、結局つまらない一生にしてしまうか。その分岐点は、その人が自分の人生や自分の身に起こることをどのように受け取り、どのようにとらえるか。その考え方一つにかかっているのです。

この先生の教えに接したのは20年以上も前のことです。そのときは「ソウダヨナー」と肯定する自分と、そんな身も蓋《ふた》もないことは認めたくない、医療で言えば、「あなたの病気というの現実は、あなたがつくり出したもの」ということになる、そんなことは患者さんに言えるものではないという否定したい自分がいました。

読者のあなたはいかがでしょうか。舩井先生の言葉は平易なので耳に入りやすいけれど、よくよく考えてみると重い意味を持っていることが多いものです。この①、②、③に類する言葉を述べられている方もおられますが、それらの方はほとんど文筆家で舩井先生のような実務家ではありません。先生の言葉は実際に数多くの経営者の相談にのり、会社の業績を向上させるために考えに考えて絞りだし、またそれを平易な言葉にされたものです。

**①思いは実現する→②自分と自分の周囲の現実は自分の思いがつくり出している→③上手に生きるか苦しんで生きるかは、自分の現実をどうとらえるかの考え方一つにかかっている**と先生は言われます。

この考え方を自分のものとして受け止めるには、自分の現実に対して「なぜ」「なぜ」「なぜ」と問う思考が必要です。先生にはこのような考えに至った体験がおありになります。それは、社長の悩みを引き受けて解決する。そして会社の業績向上のサポートをする。そのことは会社で働く人たちの生活に直結しているという重い事実です。

経営コンサルタントとは考えてみると大変な仕事であることが推測されます。業種もさまざまな会社の社長の悩み、それを同じカテゴリー範囲で見ていたのではなかなか答えは出せないはずです。

先生にそのことを尋ねたことがあります。「意思決定の原則、それは何にでも通用する天地自然の理を身につければ簡単だよ」と先生は答えられました。それが「思いは実現する」という短い言葉なのだとわかると、否定するよりこれを肯定し、自分のものにするにはどうしたらよいのだろうとなってくるようです。

## 思考が現実化するバイオ・サイコキネシス（生体念動力）

医療の場で「思いは実現する」について考えてみたい。

人間は思考と現実は別のものと認識するように訓練されているようです。私もそうでした。しかし長い間「気や気功」の研究を続けてきた結果、「思考が現実を形成しているようだ。少なくとも現実形成の大きな原因となっている」と結論せざるを得なくなりました。

気功を少し訓練すると食物に気を入れて味を変えることができるようになります。タバコに気を入れるとスカスカになる。ビールに気を入れると苦味がなくなる。強いウイスキーや焼酎に気を入れるとマイルドな熟成した味になるなどパーティでやるとうける宴会芸にもなります。

舩井先生に物に気を入れる方法をやって見せたところ、先生はすぐにできるようになり、さかんに試して遊んでおられました。また痛風の症状がよく出ていたのが、肉などに健康度を上げるイメージで気を入れて食べると痛風の症状が全く出なくなったと喜んでおられました。

気功によるヒーリングを外気治療と言い、これもかなり実践研究しました。詳しくは拙著『気の人間学』（ビジネス社）に述べましたので興味のある方は参照してください。

現在興味を持って研究しているのは、合気道と気の関係です。気功の訓練を積むと、リアルに気を操作することが可能となります。この気の操作と合気の技を融合させるとびっくりするほど合気道の技が進化し、有効となってきます。

このことを明確にふまえて、合気道と気功を教えると練習者の脳は思考が体技の上で現実化することを認めます。初めはびっくりしますが、筋力だけで抵抗しても、気の技が加わると筋力の抵抗は無力化されていきます。私から気の加わった技をかけられ、徐々に自分も気の加わった技を別の相手にかけられるように**合気が上達してくる**

**と、思考が現実化する**ことが徐々に当たり前の感覚になってきます。それで合気道の訓練とはバイオ・サイコキネシス（生体念動力）の訓練と思うことにしています。

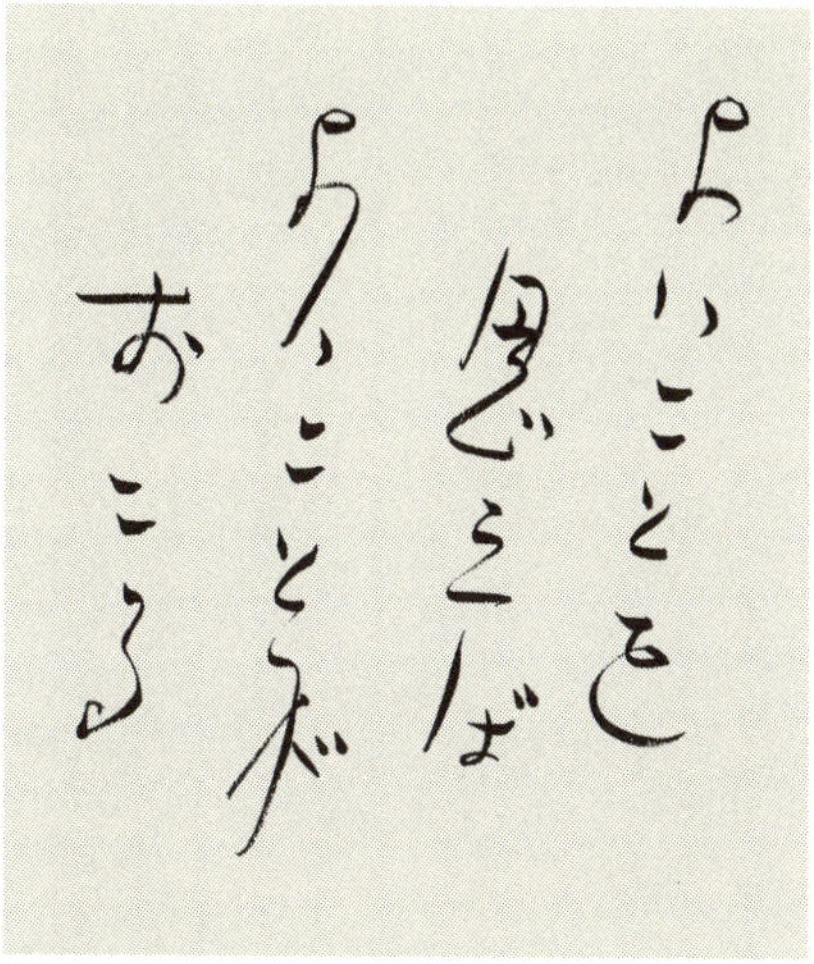


『船井幸雄名言集』（船井本社グループ）より。

## 武道にも、思いを実現する力「バイオ・サイコキネシス」が必要！

武道、特に合気道では気を自覚して操作できることが絶対的に必要で、これなくしては合気道の真の素晴らしさを自覚することは難しいし、真の上達は望めないと考えていますが、そのように言っている合気道の指導者は少ないようです。

私の合気道の師匠は日本一の賞を何回も取った刀匠で、居合の達人でもある松葉一路《まつばいちろ》先生です。合気道はバイオ・サイコキネシスの訓練という私の主張をその通りと認めてくれています。

ご自身も気の操作の達人でもあり、外国で合気道の指導をするとき、筋力だけでは先生よりはるかに上の外国人の合気道家を容易に合気道の技で投げ飛ばし指導できるので、毎年要請されてヨーロッパに行かれています。そのときの話を聞くのは実に楽しみです。ドイツ語通訳をしてくれている日本人女性も松葉先生がバンバン大きくて力の強いドイツ人を投げ飛ばすのを見て大喜びしているそうです。

体が接触する合気道では気が大切なことは間違いありませんが、空手のような打撃で気の力は有効かという疑問が生じると思います。これはフランス在住の空手家、時《とき》津賢児《つけんじ》先生が体で答えを出してくれています。先生は弟子がヨーロッパとカナダのチャンピオンになり、また空手高段者への指導などを評価され、世界空手連盟より十段位を授与されています。時津先生から招待されてヨーロッパへ気功の指導にほとんど毎年行っており、これも20年になろうとしています。

先生は気功、太極拳、意拳と空手を融合進化させた「自成道《じせいどう》」という新しい武道を創出されました。その意味では開祖なので、段位はあまり関心がないと言われています。

そして、打撃に通用する「間《ま》の合気」というとんでもない気の技術を開発されました。これは空手の構えで立ち会ったとき、相手と自分の間の空間すなわち「間《ま》」を操作する技術です。これを使われると、戦う前から戦意が激減し、これは負けるなという自覚が生じてきます。興味のある方は「自成道」のHPや時津先生のご著書を参照されてください。

このような経験を踏まえて医療における「思いは実現する」を考えていきます。

## 船井幸雄先生の極意「本質生命体に頼めばいいんだよ」

武道において、思いの力は気を動かし、武道の真の強さを生み出してくれることは私の確信です。

では、病気を治すことにおいて「思いは実現する」という船井先生の人生における一番大切な定理をどう実現したらよいのでしょう。船井先生に教えてもらった極意は**「本質生命体に頼めばいいんだよ」**というシンプルなものでした。

本質生命体とは、創造主の一部が人間の中に入った生命体のことです。そして人間はこの本質生命体を成長させるために肉体を持ち、意志、感情、知性を動かしてさまざまな課題や困難を越えて学んでいく、それが人生学校と言われます。

病気を治すためなら神頼み以外は何でもやってやると心に決めていた私がそのこと

を船井先生に話すと、「神頼みしなくても、自分の本質生命体に頼むならやってもいいんじゃない」と言われました。「本質生命体に頼む、本質生命体に頼む……」それまで聞いたこともないまるで雲をつかむような方法ですが、素直にやってみることが大切です。

「私の本質生命体にお願い申し上げます。私の『病状』をつくっているすべての原因を消していただき、体の反応を正常化して健康にしていただきました。ありがとうございます」というような頼み方でよいそうです。

「素直に」「素直に」「素直に」がコツのようです。どこまで「素直」になれるかが試されるかもしれません。

何％の有効率ですかとか、どんな病状まで治せますかとか、あなたは何回やりましたかとか、どんなメカニズムでそのような呪文《じゅもん》が有効性を生じるのですか、などなど疑問が生じると思います。当たり前です。

しかし自分の持っている知的能力で解析できない、また認識もできない現象がこの世の中に存在するのも当たり前のことなのです。それを認めても今まで学び築いてきた認識の力が壊れることはありません。むしろ柔軟かつ強靭《きょうじん》な知的能力が成長していくのではなかろうかと思うのです。船井先生に親しく接したときを振り返るとそう思えるのです。

## この世に神はいるのかいないのか？
## 肝心なことは目には見えない！

自分の本質生命体にお願いするという船井流極意（または秘伝）について述べてみました。これについてセミナーなどで紹介すると、「（本質生命体）とは内なる仏ですか」とか「それは真我のことですか」とか、「神様にお願いすることとどう違うのですか」などの質問が出ることがあります。

そのときによって答え方は違うのですが、「内なる仏とは何でしょうか」とか「真我とは何でしょうか」とか「神様にお願いした場合とどう違うか、また同じか自分で比べてみてください」などと返すことがあります。

少し意地の悪い返事かもしれないと思うこともありますが、このような質問は例えていうと、似たような缶詰に別々なラベルが貼《は》っているのを見て、中身の味がどう違いますか、同じですか、と問うているようなものでしょう。冷暖自知、体験し味わってみないと知ることはできません。

ある難病の青年が通院していました。漢方薬が著効して状態がよくなり、また何でも話せる気がしたのでしょう。真剣な顔をして、「今日はぜひ聞きたいことがあります」と言います。「何ですか」と返すと「先生、この世に神はいるのですか」と問います。

私は少し間を置いて、「そんな質問には答えない」と返しました。すると青年は「どうしてですか」と返ってきます。

私は「神なんていないというと君はガックリするだろう」また、「神はいると答えたら、証拠を見せるように迫るつもりだろう」と言いました。その青年は「そのつもりでした。でもそれならどうしたらいいんですか」となかなか引きません。

そこで私は「神が存在するかどうかわかるアタマになるしかないでしょう」と答えました。青年は「それなら先生は神の存在がわかるアタマになっているのですか」とさらに問います。

私は「その質問にも答えないけど、目に見えない『気の存在』は知っているよ」と答えました。そして「『星の王子さま』の中で、キツネが『心で見ないと物事はよく見えない。**肝心なことは目には見えない**』と言っているよ」と付け加えたのでした。

## 自分自身に内在する治癒力を信じよう！

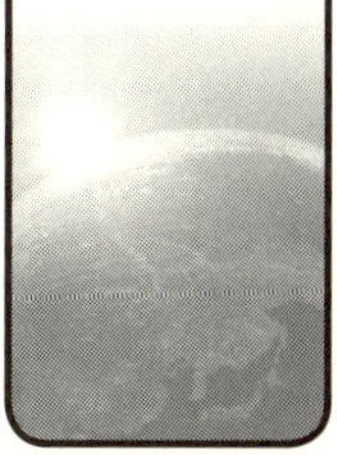

「思いは実現する」そのコツは、

① 実現したいことをできるだけ具体的にイメージ化する。
② そのイメージ化したことが実現すると確信する。
③ 必ず実現すると思い続ける。
④ それが実現した場合を想定して感謝する。
⑤ その思いが強ければ強いほど、簡単に実現する。

このコツは今ではほとんど完全に納得していますが、患者さんに教えて実行してもらうとなると、なかなか難しいものがあります。それは、検査、手術、抗がん剤、放射線、症状を制御する治療に終始していると、自分自身に内在する治癒力に対する思いを持つチャンスがないからです。それよりさらに、治療の副作用が強いと気力の低下そして無力感さえ生じてきます。このような患者さんに①～⑤の内容を説いてもなかなか入っていかないものです。

このような患者さんに何とか「思いの力」を知ってもらう目的で、Y.H.C.矢山クリニックでは、気功、笑いヨガ、カウンセリング、絵手紙教室、自然食勉強会、コンサートなどを行っています。これにより気力を回復していく方もおられますが、全員ではありません。意識の変容をサポートすることの難しさを痛感しています。

「思いは実現する」

言葉はシンプルですが、人間の思考の根本、人生観まで含んだ舩井先生の大切な大切な教えとしてこれからも考え実践していこうと思っているところです。

次に、

「世の中で起きることはすべて必然、必要であり、ベストのことしか起こらないようになっている」

について考えてみたいと思います。この言葉を聞いたときに、「そんなー、むちゃくちゃなー、とても認められない」という感情が湧《わ》いてきたことを思い出します。読者の皆様はいかがですか。

## ネガティブ感情を伴う記憶をどうするか

「すべてのことは起こるべくして起こっています。森羅万象、あらゆることが必然、必要だから生起し、必然、必要だから消滅していきます。それが人間の目にどう映ろうと心にどう感じられようと、この世にムダなもの不要なものなど一つもありません。これは抗《あらが》いがたい世界の仕組みであり、宇宙の定理です。だから人が死ぬのも必然です」

と船井先生は何回も何回も言われました。それも確信に満ちた言葉で。

これを正しいとするなら、世の中の悪、大きな不幸な出来事、争い、テロ、さらには戦争、個人の身の上に起こった病気、別れ、さまざまなトラブルもまた「必然、必要、そしてベスト」ということになります。これを何とか肯定して人生を歩んでいくのか、そんなことはないと否定して生きていくのか大きな岐路となるようです。

まず個人のレベルと社会また人類レベル、過去の出来事と現在または近い将来のことを分けて考えてみたい。自分の人生の中で、辛かったこと、腹の立ったこと、恥ずかしかったこと、失敗、四苦八苦のない人はいません。それらが「**必然、必要、そしてベスト**」であったか検討してみると、ベストと思えなくても何とか必要で必然であったと思えること、全くそう思いたくないことがあります。

必然、必要と思いたくないことほどトラウマとなっています。思い出したくもないのに浮かんでくる、忘れたいのに深い部分に滓《かす》や澱《おり》のように残っていることに気づいてきます。このネガティブ感情を伴う記憶をどうするのか、抑圧して見ないようにする。忘れたふりをする。これも一つの適応の方法でしょう。しかし抑圧し忘れたふりをすることには心の力が必要です。そしてそんな記憶が増えるほど、心の風通しが悪くなり、重たい荷物をいつも担いでいるようになります。

「五つの病因論」の中で物質的原因に対してはかなり強力に対処できるようになりました。しかし、精神的ストレス、これをどうするのかが本当に難しいのです。

## 辛さ、悲しさ、不条理、理不尽、すべて起こるべくして起こっている

必然、必要、ベストの理について、この船井先生の言われる法則が、本当に自分のものになれば、どんなに人生が楽に幸せになるだろうかと思うのですが、なかなか難しいものです。

船井先生もある出来事のあと、自責と後悔の念が続いて夢うつつとなったとき、「**もう悩むのはやめなさい。この世で起こることはすべて必然、必要なんですよ**」という声を聴いたと言われていました。そして「辛いことも、悲しいことも、不条理なことも、理不尽なことも、みんな起こるべくして起こっているのだ」という思いが忽《こっ》然《ぜん》と湧いてきたそうです。

「人間の目には偶然と見えることも、神のレベルでは必然なのかもしれません。天を

恨みたくなるような困難も試練も、みんな私たちが行くべき場所へ行くために経験しなければならない必然の事柄であると言える」そうです。行くべき場とはどこでしょう。これも船井先生がご存命のときに質問するのを忘れていました。今では私も65歳になり、なんとなくわかる気がしますが、これは1人ひとりのテーマでしょう。

自分自身の過去も振り返ってみる、困難や試練もありました。それらの多くは自分の選んだ道でもあり、忍耐、努力は当たり前でした。しかし新しい医学を創っていこうと苦楽を共にしてきた医師たちが何人も去っていったことを思い出すと、胸に苦しいものが上がってきて、なかなか必然、必要、ましてやベストなどと思うことができませんでした。

船井先生に相談したところ、「そんなことはよくあることだよ」との答え。それでもいろいろグチっていると「それも何か意味があるのだろうなー」と言われました。「何かの意味なんて思いたくもない。知りたくもない」とそのときは思いましたが、何度も何度も考えているうちに意味も見えてきて「行くべき場所に行く」ための過程と考えることができてきたこの頃です。

## 船井幸雄先生は言われた「創造主の立場になって考えることだよ」

自分個人の過去の出来事については、必然、必要だったと何とか思い、それをベストにしていく努力を続ける意味は徐々にわかってきました。過去に対してはそうするしかないし、そうしていくと心が軽くなってプラス発想もまた生まれやすくなってきます。

読者の皆様もやってみられてはいかがでしょうか。過去の出来事に対して自責や後悔また怒りなどのネガティブ感情を持ち続けていると、心も体もうまく働かなくなってきます。がんや治りにくい病気の奥にこれが存在していることは、心身相関に理解を持った臨床医はほとんどの方が肯定すると思います。

話を戻して社会や人類レベルでの不幸な出来事についてどう考えたらよいのかは現

在の私の手にはありますので今後も抱えて考えていこうと思っています。

船井先生は「マクロに考えよう」とよく言われていました。反対に「**ミクロに考えるとなかなか答えが出てこないよ**」と言われることもありました。マクロに考える、ミクロに答える、どちらもそれまで考えたことのないアタマの使い方です。

マクロに考えるとはどういうことですかという質問をセミナーで参加者の1人がされたとき、「**創造主の立場になって考えることだよ**」と先生は答えられていました。小学生よりは中学生、中学生よりは高校生、高校生よりは大学生、大学生よりは大学院生そして平社員よりは重役、重役よりは社長と視点は上がっていきます。

私が小さな無床のクリニックを立ち上げたとき、船井先生は「かわいいクリニックだね。でもこれで矢山さんももっとアタマがよくなるよ」と言われました。「どういう意味ですか」と問うと、「どんな大会社のやとわれ社長よりも、小さくても創業社長のほうがアタマがよくなるよ。それは、給料を払い、人事、対外交渉、経営、開発など何でも全責任を負って自分でしなければいけないからだよ」と言われました。この意味は後になって身に染みるほどよくわかってきました。

## マクロの視点から見て、発想しよう

マクロに見ることの説明はこうです。

「物事を『線』や『面』で見るマクロの視点、つまりさまざまな事象を大きな流れの中に置いて、全体を俯瞰《ふかん》する高い視点からとらえてみる」

例えば、私たちの視点で蟻《あり》が餌《えさ》を探して地を這《は》っているのを見れば、先に飴玉《あめだま》が落ちているのか、蟻地獄の落とし穴が待っているのかは一目瞭然《いちもくりょうぜん》です。前回述べたように仕事の立場が上に行くほどいろいろなものが見えてきますがその環境に適応していくのは大変で苦労するものです。

前の職場では勤務医だったので給料を払うことも、職員の人事も全く考える必要はありませんでした。しかしクリニックを開業してみると、これがなかなか大変でした。

クリニックも無床診療所のときは、重症の入院患者さんはおらず、職員の数も少なかったので、何とか過ごしていました。しかしがんの患者を診療するならやはり入院施設が必要、そして歯科医科を統合するには同じクリニック内で密接に連携しなくてはならないと思い立って、19床の有床診療所に歯科と食養課を併設したY.H.C.矢山クリニックを立ち上げたのでした。

それ以来の出来事は、まるでドラマのように波瀾《はらん》の連続でした。脚本家に話せば映画のストーリーができるでしょう。船井先生から「何事も、肯定して、感謝して、プラスに考えるんだよ」と耳に胼胝《たこ》ができるほどお聞きしていたので、少しは身についていたのか、何とか乗り越え、乗り越えて今日まで歯科医科統合、バイオレゾナンス医学を続けてこられました。

先日、科学者で実業家で算命学という運命学の大家である五日市《いつか いち》剛《つよし》さんに鑑定をしてもらったところ、「よく元気に生きていましたねー。普通なら、大病、挫折《ざせつ》、下手をすれば死んでいてもおかしくない」と言われました。これも「マクロの視点」を船井先生から伝授されていたからと感謝しています。

## あなたは、自分の病気がどうして生じたのか考えたことがありますか

「マクロの視点から見て、発想しよう」この言葉は、ほんとに耳に胼胝《たこ》ができるほど聞きましたが、なかなか自分のものにはなりませんでした。

それは医師という職業が症状と画像検査と血液検査の情報をもとに診断し、診断が決まれば治療は「標準治療」と名づけられたマニュアルに沿って行うことになっているることが理由なのです。

この情報処理のプロセスにはマクロの視点から見るという発想はありません。病気をマクロの視点で見るとライフスタイルの中に問題はないかという視点が浮かんできます。そして病気の原因が体に入るきっかけが潜んでいないかを診察の中で探っていくのです。

「あなたは、自分の病気がどうして生じたのか考えたことがありますか」と質問すると、さまざまな反応が返ってきます。

① ムッと不快そうな顔をして、そんなことがわかれば医者はいらないんじゃないかと言う、またはそんな態度になる人
② キョトンとして、そんなことは考えたこともないという態度の人
③ 考えたけれどわかりませんという人
④ 親が同じ病気だったので遺伝でしょうという人
⑤ 体に無理をかけていたからだと思いますという人
⑥ 私は定期検診もするし、食物にも気をつけているし、よいサプリも摂っているので、病気になるハズがないのですという人
⑦ 心配なことが続いていたかもしれませんという人

読者のみなさんはどうお答えになりますか。

マクロの視点から見るとは、時間と空間の視点を広げることです。医学的な知識は医者ほどはなくても原因を推定することができます。そうすると病気の治し方、もう病気にならない方法、さらに健康になる方法が見えてきます。クリニックで患者さんに伝えているノウハウのエッセンスを次項で述べましょう。

## 病気は急に生じない、発症するまで長いプロセスがある

病気という現象は、急に生じたと見えることはあっても、実は発症するまでにさまざまなプロセスを経ています。

ＮＨＫの「大科学実験」という科学番組で、蟻が倒したドミノが順々に少し大きなドミノを倒していき、十数回目には５ｍくらいの高さのドミノを倒すという映像がありました。（「大科学実験」〈アリと巨大な壁〉で参照できると思います）

これを見て病気の発症の経過も同じだと思いました。最後のドミノが倒れたとき、明らかな症状が出現し、血液検査や画像検査で異常が見つかるということなのです。

人類全員が心配しているがんも　５～20年かかって臨床的姿が表れてくると言われています。そこで早期発見、早期治療というコンセプトが提唱されています。

しかし、直径5㎜～1・0㎝くらいの小さながんが見つかって、早く見つかってよかったねと言われても、それは実は早期ではないのです。これからさまざまな医療が始まるのですが、見つかったときは、本当の早期ではないので治すことが難しいのです。ここにがんで多くの人が亡くなっていく理由があるのです。

ではどうしたらよいのでしょうか。答えは簡単です。「もっともっと早く見つける」さらに「がんになる原因を体に入れない」ということになります。

もっともっと早く見つけるにはどうしたらよいのでしょうか。それは現在ある血液検査や画像検査の感度をはるかに超えた方法でがんを探す必要があります。

## 可能性のある方法

① 尿中にあるがんから出る微量物質を検出する
② 血中にあるがんから出る微量物質を検出する
③ 犬の嗅覚や線虫といった生物の持つセンサーを使ってがんからの微量物質の存

在を推定する

④　人間の持つ「身体智」を使って例えばゼロ・サーチにより、がんからの微量物質の存在を推定するなどの方法が有望な方法と考えられます。

## 尿中の腫瘍《しゅよう》マーカー「ジアセチルスペルミン」によるがん検査

病気をその現象だけで見るのではなく、マクロの視点を持って見る、つまり病気という現象の源流をさかのぼってさかのぼって見ると見えてくるものがあります。

がんの早期発見、さらに超早期発見が大切なことはわかりますが、血液検査、胃、大腸内視鏡、CT、PET、超音波などの検査のうちどれを受けるとよいのかまた、肺、胃、大腸、肝臓、乳腺、子宮、前立腺……どの部位を検査すればよいのか、一部を検査しても他の部位も心配、フルコースの人間ドックは時間も費用もかかります。

どうしたらよいのでしょう。さらに前項で述べたように人間ドックで発見されたときは、本当はがん細胞がかなり増殖した状態という問題もあります。

そこで最近注目されている「尿中ジアセチルスペルミン」の測定があります。この検査は体内のがん細胞から種類を問わず大量に放出されている「ジアセチルスペルミン」を尿で測定するものです。

「ジアセチルスペルミン」は細胞分裂時に遺伝子のコピーを行う大切な役割を担っており、細胞の分裂増殖に必要不可欠な成分です。がん細胞は正常細胞に比べ、細胞分裂を異常に繰り返し増殖するので、その分「ジアセチルスペルミン」も大量に放出されます。これにより新しいがんマーカーとして早期発見に有用と考えられています。

当院ではがんが心配な方の健康診断の一環として行っています。また、一応がん治療を行ってがんは通常の検査では見つかっていないが再発が心配な方の健康診断として行っています。これが異常なら、さらに詳しい検査を行えばよいのです。このように「ジアセチルスペルミン」の検査は、コストパフォーマンスのよい方法です。

がんについてももっとマクロの視点で発生の原因を考えてみます。

## 血中のがん由来の微量物質が検出できるようになった

がんが発生した時点を越えて、時間をマクロの視点にするとは、超早期発見を目指すということになり、尿中ジアセチルスペルミンをがんマーカーとして見ることを紹介しました。

次に、血中のがん由来の微量物質を検出する話です。

以前より、この情報は医師の間では知られていたのですが、2017年7月24日の読売新聞に「血液1滴、がん13種早期発見　1～3年めど事業化」という記事が出ました。国立がん研究センターがこの新しい検査法の臨床研究を始めるとのこと。細胞から血液中の分泌される遺伝子の働きを調整する微小物質「マイクロRNA」を調べると、乳がん、肺がん、胃がん、大腸がん、食道がん、肝臓がん、膵臓《すいぞう》がん、卵巣がん、前立腺がん、膀胱《ぼうこう》がん、胆道がん、骨軟部腫瘍、神経膠腫《こうしゅ》の13種類のがんでそれぞれ固有のマイクロRNAが特定できるのです。

ジアセチルスペルミンはがんの種類は特定できなかったのですが、マイクロRNAではがんの種類が特定できることが大きな臨床上のメリットになります。実際に、I期を含め、すべてのがんで95％以上の確率で診断できたと言われています。ウーン、これは大変なことだ。つまり、血液1滴で、どこのがんが疑わしいかとなり、そこをCT、MRI、超音波などの画像診断を行うと95％以上の確率でがんの診断ができるというのです。

どのような大変な将来がやってくるのでしょう。少し考えてみましょう。

① マイクロRNA、次に画像診断で無症状の多くの人にがんが発見されるでしょう。しかもその頻度は年齢が上がるにしたがって増えるでしょう。私は65歳ですが、60歳を超えると例えば60％以上の人にがんが存在するなどと予測できます。

② 幸いに治療がうまくいっても、術後のフォローアップ中に再度、再々度、早期、

超早期のがんが発見され、これにまた治療が始まることになるでしょう。

ここまでくると、がんの治療に対する、基本戦略（ストラテジー　strategy）である早期発見、早期治療を見直さなければいけない日がいやおうなくやってくるでしょう。

バイオレゾナンス医学では、がん治療のストラテジーをどう考えているのかを述べてみます。

## 「五つの病因論」について

病気といわれる現象は、あるとき突然生じるものではありません。急に発症したように見えても「０」から「１００」になるわけではないのです。ドミノ倒しのように小さなドミノからだんだん大きなドミノになって最後に最も大きなドミノがバターンと倒れたのが症状なのです。前述したように、蟻が倒せる小さなドミノがだんだん大きなドミノを倒していって５ｍの高さのドミノを倒すという映像があることは先に述べました。

病気もこれと全く一緒なのです。西洋医学の臨床はどのドミノが倒れたのかを調べ、そのドミノを建て直す。または除去しようとすることなのは少し考えてみればわかります。しかし倒れたドミノの元をたどっていくと出発点になるドミノが五つあるというのが「五つの病因論」なのです。

小さなドミノなので血液検査と画像診断ではつかまりません。物差しがないと測れないのと同じで、「五つの病因」は臨床医の思考の対象になっていないのです。しかし「ゼロ・サーチ」という微細エネルギー検知装置を使うと、五つの病因を推定することができるようになりました。

一つは「金属汚染」、二つ目は「電磁波ストレス」、三つ目は「化学物質」、四つ目は「寄生虫、細菌、ウイルスの潜在感染」、五つ目は自分でつくり出す「精神的ストレス」です。次ページの図を見てください。

人間は自然の創造力が生みだした最高作品なので、本来は元気で円満に、したいことができる心身を持っています。しかしここに、「五つの病因」が作用して、ドミノが倒れていき病気が発症してくるのです。このことを理解し納得し、決心して改善すればよくならない病気はないようだというのがバイオレゾナンス医学の結論なのです。

治らないときはまだ改善できていない要因があるに違いない、それを探索して改善することもバイオレゾナンス医学の得意とすることなのです。

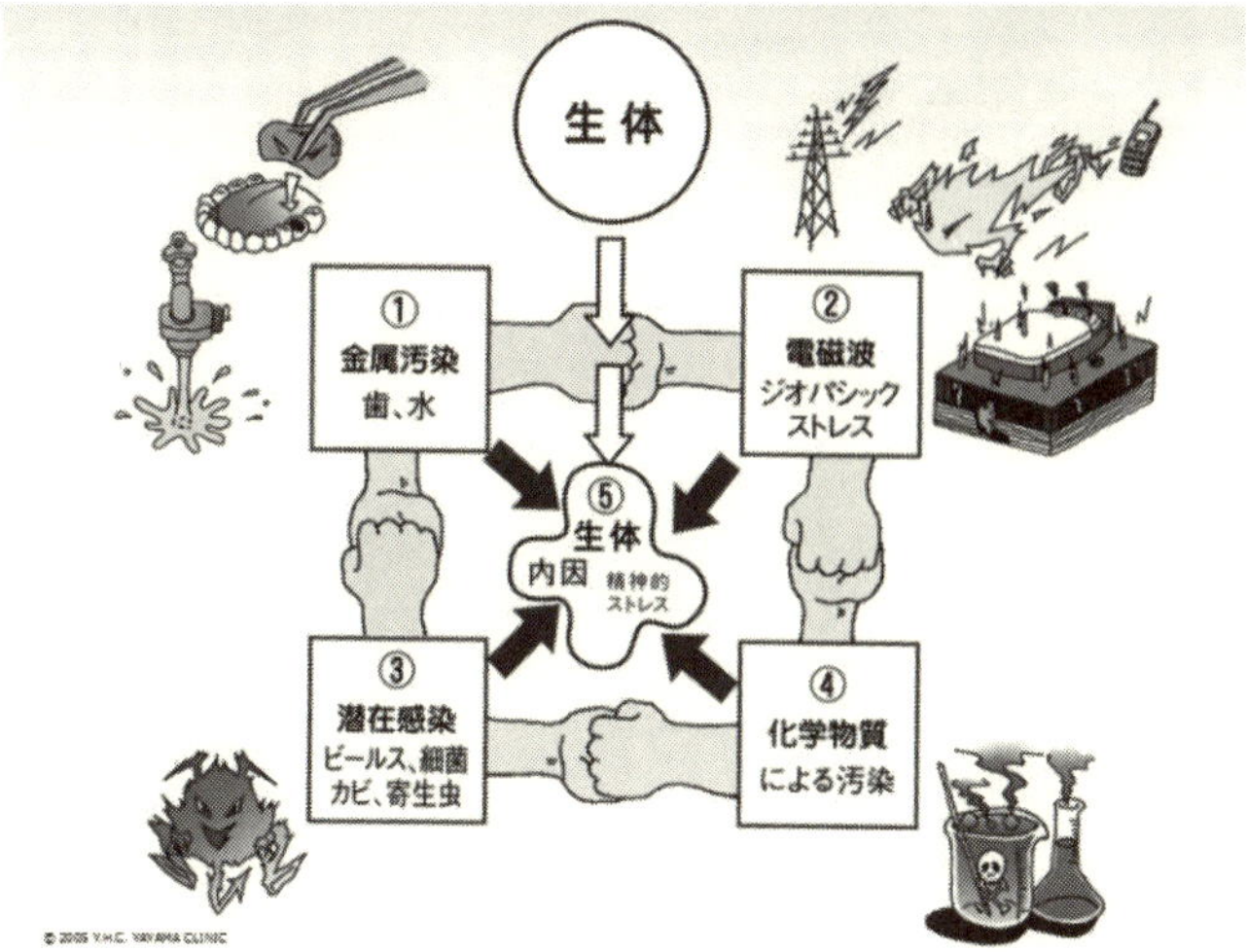


この考え方と方法論で、難病の一つで患者数の多い慢性関節リウマチは症状を抑えるのではなく治るようになってきました。

がんの臨床について話すとキリがありません。

本書の目的は船井先生の思想と理論を学んで、医師として具体的にどう考えて生きてきたか、それを紹介して読者の方に少しでも参考になればありがたいということなのです。

がんといわず病気全般にマクロの観点を持つ、思いの力を持つ、肯定し、感謝し、プラスに考えるという基本戦略をこれからも提案したいと思います。

さて第1部では、舩井先生の教えを元に、私が医療にそれをどのように使ってきたかという事例を中心にお伝えしてきました。

こうしてまとめてみると、舩井先生のおかげで、西洋医学と全く違う新たな方法論が多くできたことがわかります。単純明快な医療に答えがあるということをご理解いただけたのではないかと思います。

第2部

# 「今、船井幸雄の魂が語りかけてきたこと」そして船井流の医療実践プロセス

矢山利彦・船井勝仁・佐野浩一

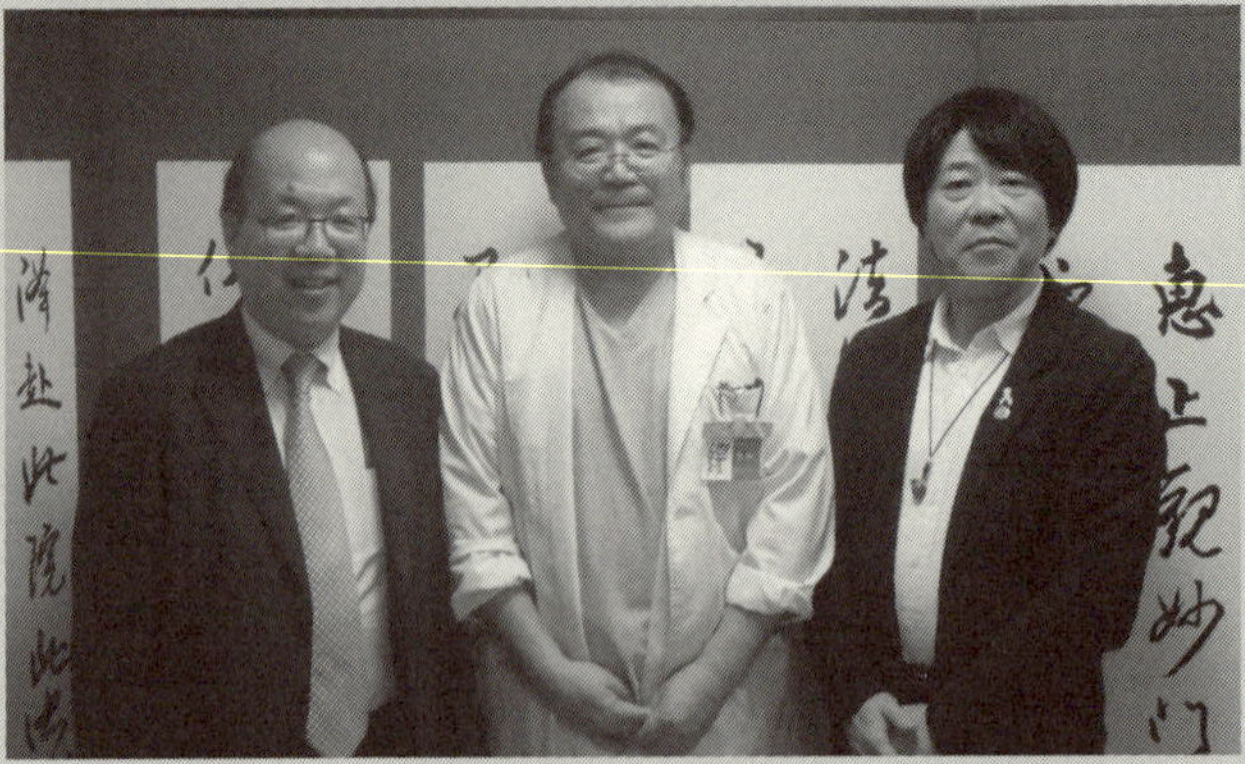

（左）船井勝仁（中）矢山利彦（右）佐野浩一

**船井勝仁**《ふないかつひと》

1964年大阪府生まれ。

1988年㈱船井総合研究所入社。1998年同社常務取締役。

2008年「競争や策略やだましあいのない新しい社会を築く」という父・船井幸雄の思いに共鳴し、㈱船井本社の社長に就任。「有意の人」の集合意識で「ミロクの世」を創る勉強会「にんげんクラブ」を中心に活動を続けている。

近著に『智徳主義【まろＵＰ！】で《日本経済の底上げ》は可能』（竹田和平・小川雅弘共著）、『日月神示的な生き方 大調和の「ミロクの世」を創る』（中矢伸一共著）、『聖なる約束３　黙示を観る旅』（赤塚高仁共著）、『NEW MONEY　THEORY お金は５次元の生き物です！ まったく新しい付き合い方を始めよう』（はせくらみゆき共著）がある。

船井幸雄. com　http://www.funaiyukio.com/

にんげんクラブ　http://www.ningenclub.jp/

**佐野浩一**《さのこういち》

関西学院大学法学部政治学科卒業後、13年間兵庫県の私立中高一貫教育校の英語教員として従事。

2001年に株式会社船井事務所入社。株式会社船井総合研究所に出向。船井幸雄の直轄プロジェクトチームである会長特命室に配属。船井幸雄がルール化した「人づくり法」「人間学」の直伝を受け、人づくり研修（主に企業幹部候補向け）「人財塾」として体系化、その主幹を務めた。

2003年４月、船井幸雄グループ（現：船井本社グループ）・株式会社本物研究所を設立し、代表取締役に就任。商品の「本物」、技術の「本物」、生き方、人づくりの「本物」を研究、開発し、広く啓蒙、普及活動を行っている。

## 船井幸雄先生との出会い
## ――フーチで矢山氏の人間性を調べると宇宙人の魂だった！

**船井** 矢山先生と船井幸雄の出会いは、いつ頃からでしたか。

**矢山** 昭和63年（1988）に、船井総研の社員さんに「うちの社長はおもしろい人が好きなんです。会いませんか」と言われて、「いいですよ」と答えたのが最初のきっかけです。

**佐野** その方は誰ですか？

**矢山** 女の人で、タイツを体の上に置いてシュシュシュッとこすってヒーリングする人でした。名前はひかえますが、社員といっても、勝仁さんも佐野さんも知らない人かもしれません。その人もちょっと怪しげな人でした。

船井先生に会う前に、私はこんな仕事をしていますという自己紹介みたいな手紙を書いたんです。そうしたら、会って開口一番、「あなたの手紙を見て、人間性を調べた」と言われて全部そっくり挙げて言われるのです。

**船井** フーチで事前に調べたのですね（笑）。

**矢山** 「エッ、何ですか」と言ったら、こういうフーチがあって、僕は金《きん》のフーチで調べるんだと。

**佐野** 特別なやつだ。

**矢山** 特別のがあるんですよ（笑）。エーッと言ったら、「あなたはフーチの回転が左回りで、左回りの人は宇宙人だ」とまず開口一番に言われるのです。「何ですかそれは」と言うと、「宇宙人の生命体を持っている人は僕の周りには多いんだよ。普通は何万人に1人なんだけど、僕の周りはそんな人ばっかりだ。宇宙人の生命体を持っている人は、とにかく変わった能力を持っていて、自分のためというよりは、人のために生きるという生き方をしている」と言われるのです。「フーン、ほんとですか」。こっちは利害関係ももちろん全然ないし、半信半疑でした。「じゃ、あなたの親しい人を思い浮かべてごらんなさい」と言うわけです。それである人を思い浮かべると、「この人は立派な人格者でたくさんの人を指導している」と言われました。学問的にも僕が尊敬していた教授なんですが、その通りのコメントが返ってきた。もう1人、ちょっと問題のある助教授を思い浮かべたんです。すると、「この人は言っていることとすることが全然違うから、気をつけなきゃいけない」と言われました（笑）。

エーッ、おもしろいなと思った。それで、「あなたのことは何でもわかった」と言われるから、僕は田舎っぺですから、そのままでいかせてもらいますということになりました（笑）。

**船井** そのとき、矢山先生は外科医だったんですね。県立病院の外科部長でしたっけ。

**矢山** 外科医長。医長というのは課長みたいなものです。部長は部長だけど。

**船井** そんな不思議な世界を先生はすぐに受け入れられたのですか。

**矢山** それ以前から気功を研究していたから不思議は好きでしたが、フーチにはびっくりしました。先生に「気って何ですか」と聞かれましたので、「気はこうですよ」と言って、両手の間に気を出してみせて、「これをチャクラに入れたら、気が幾らでも入ってきますよ」という話をしたわけです。そうしたら「おもしろいな。ちょっとやってみせてよ」とおっしゃるので、「はい、わかりました」。「おっ、なんかいいな」みたいになって、それから話が始まりました。

**船井**　船井幸雄に気功を教えたのは矢山先生なんですよね。O－リングも矢山先生からの情報なんですか。

**矢山**　多分そうです。気が入ると、痛みが減ったり、悪いものに気を入れると、害が減ることがあります。またタバコに気を入れると、O－リングが弱くならない実験などをやってみました。またチャクラを気で開くことができるというデモをしたわけです。そうしたら「おもしろいな」と。それからですよ。

そして、とにかく直感力を勉強しなさいと言われて、「はい、わかりました」と素直に言いました。

## 論理を突き詰めてもわからない問題に対して、フーチを使うといい

**船井**　船井幸雄の気功は矢山先生が教えたんですよね。

**矢山**　最初はね。

**船井**　いろんなことをしていたじゃないですか。あれは矢山先生と2人で、「あんなことできないか、こんなことできないか」と言っているうちに。

**矢山**　それからもう1人、フーチの超達人の古村豊治《こむらとよはる》さんという方がおられた。

**船井**　古村さんは、まだお元気ですよ。

**矢山**　古村さんと直感力研究会でいろいろディスカッションしたりした。フーチは、僕も「ほう、そんなことがあるのか」と驚き続きでした（笑）。

その頃船井先生とお会いして食事をした後に必ず先生はフーチをされるのです。僕

は人のまねをするのがうまいんですよ。武道でも手術でも、チラッと1回見たら、すぐできるようになる。見て、よし僕もやってみようと思って、フーチノートというのをつくったんです。医者は人間を見る専門でしょう。この人どうかなと見るじゃないですか。それでだんだんわかるようになってきたわけです。

第一生命体というのがあって、それは神様がくれたその人の本質です。それから、10歳よりもちょっと手前ぐらいにできる第二生命体という、感情の基本ができてくる。それから知性とか、対社会的なものができてきます。普通、第一、第二、第三、第四と見るのですが、このパターンが丸くなっているのは円満な人で、縦になっているのは理屈ばかりで、右へ行くのは反自然行為で、左の斜めは我欲。それから大きさでも見る。なるほどなと見ていて、何回かトライしていると、確かになるじゃないかと(笑)。それで、ずっと自分もフーチをやってみてフーチノートをつくったわけです。

この人、どんな人かなというのがわからない人がやっぱりいるので、「船井先生、この人はどんな人ですか」「それは……」「なるほどな」みたいなことを、会うたびにしていたんです。それであまり知らない人でも、フーチで見て、この人はこんな人と

## 性格霊の5つのフーチパターン

① 慈愛（）
……円満

② 知性（）
……理屈っぽい

③ 感性（）
……超能力的なことができる

④ 強いエゴ（）
……自分勝手

⑤ 反自然（）
……人として、してはいけないことを平気でする。反良識

の5つ

船井幸雄著『人間の「正しいあり方」』（ヒカルランド）より

言ったら、「おっ、矢山さんも大分できるようになったね」と言われたわけです。僕は教えてくれとは言ってない。横で見ていて勝手にやりました。

後からフーチの話をいろいろな人が言うけれども、船井先生に「フーチを教えてください」と言うと、「いや、君はしないほうがいいよ」と言われるようですね。フーチは結構理屈っぽい人がしたほうがいいんです。論理力と直感力があって、論理力のほうが上の人、論理力で回す認識がまさっているぐらいの人が、とことん論理を突き詰めてもわからないことに対して、自分の中の参考意見としてフーチをやるんだったらいいんです。

ところが論理力がなくて、「そうでございますか」みたいにフーチを信じる人はしないほうがいい。自分で自分のやるフーチに対して、一応参考意見として見られるというスタンスじゃないといけません。だから船井先生はあまり教えてないでしょう。

**船井**　教えてない。私も「おまえなんかやらないほうがいい」と言われました（笑）。

**矢山**　僕は教えてくれと言ったわけじゃなくて、横で見て、勝手にしただけなんです。それで「矢山さんも大分できるようになったね」と言われて、これで僕は免許皆伝だ、ワッハッハみたいなこのノリですね。

## 直感力の人が失敗するパターン――物欲・色欲・権力欲

**船井**　先生の船井幸雄論で私が絶対思い出すのは、ダブルコンピューターと言っていたことです。

**矢山**　それはこういうことなんですよ。デュアルCPUでもいいし、ダブルコンピューターという表現でもいいけど、要するに見えることをきちっと論理的にやって、それと同等か、それよりもちょっと低目に認識の重要度をセッティングして直感を使わないと、まずいんです。船井先生は、いわゆる神さん使いというか、直感力のある人をたくさん知っているじゃないですか。でも、その人たちに共通する沈没するパターンというのがあるわけです。

**船井**　直感力の人、超能力の人が沈没するパターンがあるのですか。

**矢山**　知りたい？

**船井**　ぜひ知りたいですね。本にしたらおもしろい。

**矢山**　僕は、気功の師匠はいないんです。ありとあらゆる本を読んで研究した。そうすると、まずフェーリアスタディをしないといけないと学びました。フェーリアスタディ、糸川英夫先生（日本のロケット開発の父）が昔言っていた失敗研究です。

失敗研究をして、直感力を使うとき、どういう人が沈没するかを研究しないといけない。研究すると、戦前、大正の頃に霊術家と呼ばれる人たちがたくさん輩出されたんです。いわゆるヒーラーみたいな人がいっぱいいた。でも、みんな沈没してしまった。アメリカやヨーロッパに広がって生き延びたのがレイキなんです。残ったのはレイキだけ。それ以外はみんな沈没しました。

沈没するパターンというのは大体決まっていて、まず欲（物欲、色欲、権力欲）が増幅してくるわけです。自分がやっていることを、お金に替えたくなる。それから、きれいな人をはべらせる。それから権力欲は、ヒエラルキーをつくって俺がナンバーワンみたいな。大体これで落ちていく。途中までいい調子でいくけれども、落ちていくんです。

**船井**　みんなこのパターンにはまっていくのですね。

**矢山**　ほとんどこの三つですね。物欲、色欲、権力欲。よく見ると誰でもわかるでしょう。僕は、そうだよなと思いました。

そして、生き延びる人はどういう方たちかというと二つある。一つは、物すごく高い倫理観を持っている場合です。だからヒーリングしようが何しようが、お金なんか全然取らない。倫理観とは人によって宗教とか学問とかいろいろあるけれど、とにかく非常に高い倫理観、価値観を持っている人。

もう一つは、とことん体を練り続けた人。例えば武術家でヒーリングができた人が生き延びるんです。生き延びるのは、この二つのタイプです。

**船井**　合気道の開祖、植芝盛平《うえしばもりへい》先生みたいな感じが後者のパターンですか。

**矢山**　開祖はヒーリングはしなかったけれど、生きておられること自体がヒーリングみたいなものでしたから。

**船井**　あの方はそのものですものね。

**矢山**　高い倫理観の人か、体をとことん練り続けた武術的な人がやると、沈没しなくて済む。「なるほど、そうか、そうか。僕が今やっているのはこれでいいな」と。それで空海先生をとことん研究して、武道というか、それをやるしかないなということでやってきたわけです。

ところが僕があまり気の世界のことを話すので、船井先生も途中で1回、こう言われたことがあるんです。「矢山さん、気の研究はおもしろいけど、自分の持っているキャパシティの3割以内にしておきなさいよ。3割でも、3年たったら大体10割だから」と言うわけです。

この理論は、よくわからないけど、とにかくほどほどにしておきなさいということなのでしょう。「いや、先生心配ないです。僕は朝から晩まで医者の仕事で走り回っていて、残りの時間でちょこっとやっているだけですから。おもしろいから先生に話しているんです。医学の話はおもしろくないから、気の話をしているんですよ」と言ったら、「ああ、そうかそうか」と安心されていました。

今でも気は研究していますが、僕の基準は、その人から気の話題を取っても普通の人間であり得るかどうかということなんです。僕は気のことを話さないでも普通に暮らしていけるでしょう。まあ話していますけど、もう当たり前になっていますけど、それが基準なんです。そうすると、さっきの沈没パターン、物欲、色欲、権力欲になっていかない。

**船井** 先生は、物欲、色欲、権力欲じゃなくて、好奇心ですものね。

**矢山** 僕は真実をとことん知りたい。

**船井** 真理欲というやつですかね（笑）。真実を知りたい。

**矢山** とことん真実を知りたい。それはそれでいいんです、たぶん大丈夫なんです。

## 船井幸雄先生を通じて、医者にはない「単純明快」という思考を学んだ

**船井**　船井幸雄を通じて真実に近づけたみたいな感じの感覚はあるんですか。

**矢山**　そればっかりですよ。船井先生にお会いしてなかったら、今頃、余生をどう過ごすかを考えていたでしょう。医者の頭がどうなっているかというと、検索君になっているんです。

**船井**　グーグルのような検索エンジンになっている。

**矢山**　そう、検索エンジンになっているんですよ。症状とデータで、ビューンと検索するでしょう。そうすると診断が出てくるわけです。診断が決まったら、今度は、治療マニュアルというのが出てくるわけです。何だこれ、ＡＩ（人工知能）で全部いけるじゃないか（笑）。手術や内視鏡など手を動かすのは別ですが、ほとんど全部。実

際、患者さんはこんな症状で、こんなデータで、どんな病気が考えられますかとAIに入れたら、こうだと出てくるんです。勉強していない医者よりもはるかに速いんです。

**船井**　例えば先生はフーチをできるようになって、免許皆伝まで行かれたわけじゃないですか。

**矢山**　自己申告の免許皆伝ですけれどね。

**船井**　それが先生の医療に何かつながっているんですか。

**矢山**　知識として知らないことわからないことは、仮説をたてるしかない。フーチの能力は仮説形成能力と表現することができます。それでフーチを使ったわけではないけれど「五つの病因論」ができた。仮説をたてるには枝葉をはぶいて本質的なものを探さなければなりません。具体的には、医者をしていたときに絶対に持ち得なかった思考の作法といえる単純明快を学んだ。詳しく言うと、単純、明快、万能、即効、卓効です。後になってから、ローコスト（安くする）というのがくっついてくる。

**船井**　経済的であれということですね。

**矢山**　最初は単純、明快、万能、即効、卓効。これが本物の条件だと言われるのです。必ず単純、明快、万能、即効、卓効。医者は情報を複雑怪奇にするようになっているんです。細かいことをよく知っている医者が、よく勉強したねということになる。

**船井**　何でお医者様は複雑怪奇にしてしまうんですかね。そういう勉強というか論理づけがあるんですか。矢山先生が単純明快になれたのには理由があるのですか。

**矢山**　人間の知の営みの中に、常に「なぜ」という根深い問いがある。僕は「何でだろう」としょっちゅう思うわけです。自前の標語があって、「なぜ、なぜ、なるほど、どうする」。この中のなぜは何回でもある。

なるほどというのが起きるまで、なぜを続けなきゃいけない。なるほどとなったときに、頭の中にピカンと電球が明るくついた感じになる。ピカンとなったら、どうするは、おのずと出てくるんです。

何でそうかといったら、子どものときに工作少年だったんです。工作するとうまくいかないことがある。何でかなと、ラジオでも模型でもとにかく調べて、「あっ、ここがつながってなかった」とつなぐ。そうしたら動き出す。このときの快感といったらないわけです。飛行機が飛ばないとか、ラジオが鳴らないとか何でもそうなんです。だから、何か原因があるに違いないというのが思考の基本にあったんです。

**船井** お医者様の世界というのは、普通は今、細かくして、細かくして、とにかく分析していくのに対して、矢山先生は本質的な問いを続けられる。

**矢山** 船井先生から脳というコンピューターのCPU（中央処理装置《ユニット》）と、一番の基本ソフト、OS（オペレーションシステム）を習ったということもあるわけです。そのOSを言葉にすると、単純、明快、万能、即効、卓効、がまず一つ。さらに副作用なし。それから、すべてに通用する天地自然の理法から考えなさいと。

**船井** 先生が受けてこられたお医者様としての経験、教育というのは、逆なわけですよね。正反対のCPUというか、逆OSというのか。

**矢山** 医者の頭がどうなっているかというと、検索エンジンで、とにかく記憶力と検索するスピードなんです。これに特化しているんです。そのかわり、記憶力のいい友人はものすごく記憶力がいいですよ。「おまえ、この前言ったじゃないか」と、何年も前のことを覚えています。

**船井**　パターン化して覚えているみたいな感覚ですか。

**矢山**　どうなっているんですかね。僕は興味のあることはよく覚えているけど、興味がないことはすぐポロッと忘れます。

**船井**　先生はすごく腕のいい外科医でいらっしゃって、がんとかを切っていたわけですよね。

**矢山**　手術の腕がいいというのは、それは手先が器用だったのでしょう。

**船井**　それはどちらかというと……。

**矢山**　人間の身体智。

**船井**　身体智というやつですか。

**矢山**　医者が職業である限り、単純明快にしなさいという要求はないんです。どこに行ってもないんです。

**船井**　わかりやすく説明してくださいということにはならないのですか。

**矢山**　わかりやすく説明するというのは、単純明快にするというのとはまた違う。わかりやすく説明するというのは、かみ砕いて言葉をやさしくすればいいわけでしょう。

そうすると、ますます単純じゃなくて複雑になる可能性もある。あるコンセプトでバシッと言えばいいのに、それをわかりやすくかみ砕いたら、幼稚園生が使うような言葉を使わなきゃいけない。例えば天地自然の理法とか、高度な概念があるじゃないですか。天地自然の理法は実は高度です。でもそれをわかりやすく言ったら、「あのね、お天道様がね」みたいになってしまう（笑）。

**佐野**　それでは単純明快にすることにならないということですね。

**矢山**　そうです。「お天道様が世の中を照らしてね」とか「草がこう大きくなってね」とか、それが自然なんだと言っても意味ないでしょう。単純明快にするということと、わかりやすくすることは、イコールではないんです。

## 「単純明快」とは「本質度を上げる」こと

**矢山**　船井先生の場合は、独特の「船井語」というのがあって、単純明快の上に、言葉がわかりやすいんです。ただ、あれはちょっと問題がありましてね（笑）。誤解するからね。

**船井**　何とでも取れてしまう。

**矢山**　背景、単純明快にしたプロセスを知ってないと、自分のいいように読むことができるから、そこがまた難しいところなんですが、医者の頭の中には、単純明快にせよという要求がないんです。

**船井**　ほかの世界でもないのかな。学校の先生だった佐野さん、教育の世界ではどうですか。

**佐野**　ないかもしれない。

**船井**　ないんだ。

**矢山**　僕は単純明快にせよと言われて、最初、意味がわからなかった。「はあ？」みたいな感じだった。

**佐野**　確かにさっきおっしゃったように、わかりやすくこなれた表現で伝えるという作業はありますよ。でも、単純明快にするというのは、案外ないかもしれません。

**矢山**　単純明快にするというのは、私の言葉で言うと、物すごく本質度を上げなきゃいけないことなんです。

本質度を上げたら、単純明快になるわけです。具体度を上げていくと、今度は事例がいっぱい増えてくるわけです。だから単純明快にするというのは、さっきの天地自然の理法ともつながるわけです。そういうＯＳは、医者をしていただけでは絶対に入ってこない。

僕は学生のときに、あまり出来のいい学生じゃなかった。何でかというと、これを言うとみんなが「それは皮肉でしょう」と言うからあまり言わないんだけど、勉強していて、「何でだろうね」と友達に言うんですよ。「これおもしろいな。何でだろうね」と言うと、「面倒くさいやつだな、おまえは」と言われる。「そんなの覚えときゃいいじゃないか」と言うわけです。

**佐野**　考える前に覚えろと。

**船井**　「なぜ、なぜ」なんかを追究しないで、こうやったら、こうなると、覚えときゃいいじゃないか。

**矢山**　そう、覚えときゃいいじゃないか。でも、何か気持ち悪いんですよ。それで僕が「何でだろう」と言うと、「面倒くさいやつだ」とみんな言うから、おもしろくない。もう勉強しないよと（笑）。

僕は空手をずっとやっていたんですが、大学の空手というのは、いろんな学部の人がいるわけです。物理学科の友人とか、建築学科の友人とか、農学部の友人とか。「君たちの試験、どんなにしてやるんだ」と物理学科の友人に聞いたら、「俺たちの先生は、教科書に書いてあることは覚えなくていい。見ればいいんだからと言う」。それでもうヘエーッと思うわけです。試験問題は、自分で1題つくって、それで40点か

50点あるんだと。そのかわり、先輩のまねをしたりしたら、点はない。そうすると、どうしたらいいかというと、何かいい問題を1題つくろうとしてそれを一応勉強するじゃないですか。当然、60点ぐらい取れるわけです。教科書持ち込みオーケー、参考書もオーケー、電卓でも何でも全部オーケー。本に書いてあることは覚える必要はないと物理学科の友人が言ったんです。それを聞いてヘエーッと目からうろこ（笑）。書いてあることは覚える必要ない。それはそうだよね。

**佐野**　そうですね。

**矢山**　ところが医者の頭は検索エンジンだから、書いてあることをたくさん覚えて、ピューッと検索しなきゃいけない。そうじゃないと、ものすごく事例がたくさんあるから、ゆっくり考えていたら大変なことになるわけです。

**船井**　患者さんを見たときに、パッと診断できなきゃいけないわけですよね。

**矢山**　そう、マニュアルがないと。

**船井**　テレビで、こういう症例はどんな診断を下すのか、若い先生にやらせる番組がありますね。

**矢山**　あれは頭の中で検索しているわけですよ。

**佐野**　でも、みんな答えが違ったりするんですよ。

**矢山**　だってそれはＡＩのほうが、ワトソン君のほうが上に決まっている（笑）。

**佐野**　答えが違ったりするから、それはすごい矛盾だと思います。

**矢山**　単純明快にせよという要求がなかったら、幾らでも分かれるんですよ。

## 「単純明快にせよ」という船井先生の提案から「五つの病因論」が誕生した

**矢山**　私は、しょっちゅう単純明快にせよと言われる。あまり言われるから、「よし、そんなに言われるなら、ちょっとやってみようか」と思ったわけです。それでカルテを見直して考えたときにできたのが「五つの病因論」の旗揚げです。

**船井**　天地自然の理は単純だと言うんですよね。自然は複雑じゃないと言う。

**矢山**　ゼロ・サーチでずっと患者さんを見たら、病気の原因が五つになってしまった。それが金属、電磁波、化学物質、そしていろいろな弱い菌と、自分がつくり出す精神的ストレス。その五つになってくるんです。

「ヘエー、ほんとかな」と思うじゃないですか。でも、それをもとにして患者を見たら、その通りになるんですよ。だから「五つの病因論」というのは、バイオレゾナンス医学会の一番のコアです。金属、電磁波、化学物質、弱い菌とかウイルスとか寄生虫とか、要するに弱毒病原菌。強いマラリアやコレラ、インフルエンザとかは知られていますが、大半は弱いのが重なってくるんです。日和見《ひよりみ》細菌感染といい、これが通常つかまらないのです。それと自分がつくり出す精神的ストレス。この五つに収束してくるんです。

イメージでいくと、ブワーッと広がるドミノがあって、一番先端は一万の病名がある。しかし、スタートはたったの五つなんです。そして、パタパタパタパタと倒れていって、ドタンと倒れたら、それが症状、疾患なんです。倒れたものを何とか起こそう、起こそうとするけれど、手前のほうから倒れてくるわけです。

**船井**　今までの普通のお医者様のアプローチは、一万をどんどん増やしていって、二万にも三万にもしていって、分析をしていこうというやり方。

**矢山**　今もそうじゃないですか。

**船井**　今もそうしているんだけど、先生は逆に、五つに絞った。

**矢山**　五つを全部解決すれば、後は症状に応じた薬は使ってもいい。でも、五つの病因をクリヤーにしなきゃいけないわけです。

**船井**　それは船井幸雄から単純明快、単純明快、単純明快と言われ続けた結果なのですね。

**矢山**　言い方があってね、それがまた船井流（笑）。「フーン、おもしろいね」とまず言う。

**船井**　否定するわけではない。

**矢山**　「フーン、おもしろいね。でも、もうちょっと単純明快になるといいんだけどなー」と言われる（笑）。あの言い方も僕は頭に入っているんですよね。

**船井**　先生も書いていらっしゃいましたが、武道の世界で言う「間《ま》」がいいわけですよね。

**矢山**　それで、「矢山さんは納得すると至って素直なんだけどなー」と言われるのです。「それって頑固という意味ですね」と言うと、「うん、そうそう」(笑)。

後から考えたら、「おまえ、頑固なやつだな」と言われたら、放っといてくれみたいになるじゃないですか。だけど、「納得すると至って素直なんだけどなー」と言われたら、素直という言葉が入ってくるわけです。だから「僕は素直なんだ。ただ納得できれば」(笑)。

**佐野**　包み込んでいるんですね。

**矢山**　納得すると素直という言葉で、なるほどなとか、そういう肯定文に変えるわけです。「おまえ、頑固なやつだな」とは言われない。

**船井**　「単純明快がいいんだけどなー」とか、そういういろいろな話術とか間の取り方をする。

## 物事の本質を見ろ——戦争は武器の在庫一掃セール、医療は薬と医療器具のセール！

**矢山**　話がずれるけど、物事の本質を見なさいということになるわけです。本質を見るとよくわかると。

湾岸戦争のときに、戦争はないほうがいいなと思って、「先生、湾岸戦争はどうなりますか」と聞いたら、「うん、あれは起きるに決まっておる」と言われました。「エーッ、どうしてですか」と言ったら、これが目からうろこ。「あのな、戦争というのは、武器の在庫一掃セールなんだよ。アメリカ軍は兵器を持って行ったんだから、持って帰るわけにはいかないんだよ」と。「はあ、そんなもんかな」と思ったら、戦争になったじゃないですか。「在庫一掃セール」という言葉は、先生は、流通の世界で生きていたからね。今はそういうことを言う人もいるかもしれませんが、武器の在庫一掃セールが戦争だと言ったわけです。

それで僕もずっと考えて、これは言ったらまずいかな。「先生、医療というのは、薬と医療器具のセールですか」と言ったら、「うん、そうだよ」(笑)。ショックを受けて、カーッとなりました。

**船井** 湾岸戦争のエピソードから、先生は医療の本質が見えてしまった。

**矢山** 僕も医療はどうなのかなと考えたわけです。それでこう言ったら何て言われるかと思って、「医療というのは薬と医療器具のセールですか」と質問したら、「うん、そうだよ」。「エーッ」、それは違うと言ってほしかった(笑)。

**船井** 先生以外というか、バイオレゾナンス以外の先生方の世界は、確かにそうなっていますよね。どんどん薬が多くなっていく。

**矢山** そうなんです。

**船井** 高度な医療器具が出てきて、みんなが幸せになっているかというと……。

**矢山** 違うでしょう。僕は最初、エーッと言ってから、これは言っちゃおしまいだと思った。戦争の本質を言うのならいいけどね。

## クリーンアップ・メディスンで「リウマチが〝ここまで〟治った」

**矢山** それで僕は今度、目指すべき医療を「クリーンアップ・メディスン」と言おうと思っているんです。クリーンにして、アップする。症状治療はしますが、クリーンアップというのを主軸にしようと思う。なぜかというと、人は生まれてきた時点で、神様が元気に暮らせるようにつくってくれている。それにいろんなものがくっついてくるから、おかしくなるんだ。それをクリーンにしよう。そしてアップしよう。だからクリーンアップ・メディスンと言おうと思っているんです。

**船井** さっきの在庫一掃セールの感覚で言うと、船瀬俊介先生なんかが言っている製薬産業批判につながっていくわけですよね。

**矢山** 僕の場合は医者で、ゼロ・サーチで具体的にあなたのここにこんな汚染がたまっていますよとわかるんですよ。そこに金属がたまっていますよとか、そこに洗剤のアレルギーが起きていますよとか、全部わかる。だからそれをクリーンにしましょうということです。具体的なんです。

**船井**　本質論で言うと、今の医療の問題点みたいなのがわかってくるけれど、それじゃない方向性のクリーンアップ・メディスン。

**矢山**　船井理論では、「包み込み」という要求がある。でも本当のことを知ったら批判を言いたくなるわけです。

**船井**　その部分は、船瀬先生たちに任せておけばいいと（笑）。

**矢山**　船瀬さんは僕の母校の先輩ですが、いっぱい医療批判を書いています。ああした話題は、僕は船井先生の勉強会で大体聞いているんですよ。だから、言おうと思ったら言えるんです。しかし、悪口を言ったら包み込みにならないから、そこは僕も考えたわけです。西洋医学の医者が、嫌な気持ちにならないようにしないといけない。「あなたたちは間違っている」と言ったらダメなんですよ。

**船井**　「薬を飲まなくても大丈夫じゃないかな」みたいな言い方ですか。

**矢山**　いや、薬はちゃんと飲んだらいい。薬は薬で大事なものなんだけど、そのもうちょっと奥に、健康を高める、クリーンにしてアップするのをしながらやったらいいよと言えばいいわけです。

**船井**　そういう人たちのこともちゃんと包み込んでいきながら。

**矢山**　とにかく、従来の医療をする人の数が、全然違うから、けんかをしても勝てないからね。

**船井**　逆に言うと、軍需産業だって兵器だって、彼らがいるから、正直、世界の平和を保てるというところもないことはないですものね。

**矢山**　平和というか、均衡だね。

**船井**　均衡、バランスというか、抑止論ですね。

**矢山**　西洋医学も緊急事態においては非常にいいんですよ。でも、慢性的な疾患には非常に問題がある。それはクリーンアップの方針でいくのがいい。

**船井**　慢性病、難病と言われているようなものは、五つの原因を探ればいいと。

**矢山**　そうです。うちでは今、リウマチ患者さんが来たら治るわけです。膠原病《こうげんびょう》も大体治ります。うちの看護師さんで今、外来でものすごく頑張ってくれている人は、手が10年ぐらいひどい掌蹠膿疱症《しょうせきのうほうしょう》で、どこに行っても治らなかった。僕が「治るよ」と言って、五つの病因を体の中からなくしたら、すぐ治るわけ。そうしたら感激して、今の仕事が一段落したから働かせてくださいと来てくれて、今、一生懸命働いてくれてありがたいことです。

**船井**　リウマチ、膠原病みたいな難病は治る。

**矢山**　治ります。でも治ると言ったら、またけんかを吹っかけたことになるから、本を書いて、書名を『リウマチがここまで治った！』としたんです。この言葉のレトリック、「〝ここまで〟治った」(笑)。

**船井**　そういう言葉遣いも、船瀬先生と違いますね。

**矢山**　そうですよ、船井流です。「リウマチが〝ここまで〟治った」だったらけんかじゃないでしょう。「リウマチは治るに決まっているだろう」だったら、「今までの医学は、何をしているんだ」みたいなことでしょう。「全世界のリウマチの治療は間違っている」と言ったら、もうけんかです。「〝ここまで〟治った」ならいいわけです。

**船井**　船瀬俊介先生たちとは違う路線で行く。そして船瀬先生も包み込む。

**矢山**　悪口を言うのは簡単なんですが、医者はソリューション（解決策）がないと患者さんが喜ばない。ソリューションつきで言わなきゃいけない。

ソリューションつきだったら、包み込まないとダメなんです。ソリューションなしで批判なら、評論家としてとことんやればいいんです。それは船瀬先生がやってくれているわけです。

ソリューションがついている人は、包み込みの発想でいかなきゃならない。それで結局、クリーンアップ・メディスンと言わなきゃいけないと思った。先生が生きていたら、「クリーンアップ・メディスンとしましたよ」「ああ、そうか、そうか」と喜んでいただけると思うんですね。

**船井**　湾岸戦争で本質論を学んだことによって、「リウマチは治る」じゃなくて、「リウマチが〝ここまで〟治った」という表現になった。

**矢山**　そういう表現になって、医療はクリーンアップ・メディスンと言おうやと。それなら今の症状をコントロールする医学とバッティングせずに共存できる。

## 「船井先生だったら何と言うかな」といつも考えている

**船井**　病名を一万に分けてやっていく方向性の医療の悪口を別に言うわけではなく、それも包み込みながら、クリーンアップ・メディスンとして、「五つの病因論」でいいんじゃないと一緒に言える。

**矢山**　そう、だからこういうOSなんですよ。本当のことを言ったら、僕もけんかっ早いので、「こうだろうが」と強く主張したいところはあるんです。でも「船井先生だったら何と言うかな」と考えるわけです。そうしたら、やっぱり「クリーンアップ・メディスンで〝ここまで〟治った」と言うべきだとなるわけです。直伝のOSが入っていますから。

**船井**　その時々の判断に、船井幸雄だったらどう言うんだろうなというのが出てくるんですか。

**矢山**　しょっちゅうですよ。今はほとんど自動です。

**船井**　先生もデュアルＣＰＵでやってこられましたよね。

**矢山**　だって最初からそれを目指しているんだもの。

**船井**　随分前、大阪の当時のプラザホテルの会議のときに、確か先生が「わかった。デュアルＣＰＵだ」と、すごく言っていらっしゃった。20年ぐらい前のことだと思います。

**矢山**　デュアルＣＰＵなんですよ。デュアルＣＰＵだったら、まだＡＩと対抗できる。

**船井**　分析する方ばかりだったら、ＡＩにやられちゃう。検索エンジンだったら要らないと。

**矢山**　デュアルＣＰＵだったら、直感力も使いながら、検索エンジンはＡＩに任せておけばいいわけでしょう。

**船井**　でも、直感力だけの人もダメだと。さっきの三つの落とし穴（物欲、色欲、権力欲）にはまっていって、大体ダメになる。

**矢山**　そうだと思います。

**船井**　だから両方向をうまく使いこなさなきゃいけないというのが先生の医療なんですね。

**矢山**　ＯＳがそうなってきたということなんです。

うちは家族みんな船井先生のファンなんです。うちの子たちが小学校からサッカーをしていたんですけど、あるときぶつくさぶつくさ言っているのです。「何をおまえたち言っているんだ」と言ったら、「僕たちはお母さんがチビだから、サッカーしたら競《せ》り負ける」と言う。これはちょっと怒らなきゃと思って、「おまえたち、何を言っているんだ。船井先生を見てみろ。あんなに小柄だけど、アントニオ猪木さんでも最敬礼しているぞ。人間はな、頭とハートなんだ」と言ったら、「フーン」。それから1回も言わなくなった。しばらくは、頭とハート、頭とハートと言っていた。

**佐野**　教育論にもつながっているわけですね。

**矢山**　そうですよ。人間は頭とハートだと。アントニオ猪木さんの話も船井先生に聞いていたんです。アントニオ猪木さんが事業がうまくいかなかったときに、船井先生の所に行って解決してもらったことがあって、船井先生には、最敬礼らしいんです。そういえば、その前に山口組の話もしていた。それはオフレコだけど（笑）。

**船井**　どんな人に対しても平気でしたよ。

**矢山**　頭とハートだと言ったら、子どもたちもフーンと言っていた。それからは「僕たちはチビだから」とは1回も言わなくなりました。

## 魂に目覚める医学——ころころ変わる「心意識」から変わらない「魂意識」への変容

**船井**　教育というと、先生は今、ほかのお医者さんをどんどん単純明快な世界に巻き込んでいらっしゃいますよね。

**矢山**　僕は追究していくのはうまいんですよ。追究の目標が定まると、あきらめないでどこまでも貫く。でも、みんなに広げていくのは、あまりうまくないんです。

**舩井**　でも、一万に複雑に広げるよりも、五つに単純にまとめる先生が増えたらいいですよね。

**矢山**　だからゼロ・サーチを使って、そういう医者を増やしていく。そうしないと、きっとそのうちＡＩに負けます。

あと10年ぐらいたったら、「きょうはちょっと頭が痛いな。スマホドクターに聞いてみよう」みたいになるわけです。「頭が痛い」と入れると、「いつから痛いですか」とか「どんな痛みですか」とか質問してくる。「割れるように痛い」と言うと、「医者に行ってください」とか。要するに、問診の鑑別診断の分岐図というのがあるわけです。そうして問診で医者のところに行くように言われて次に、血液検査などを行いそのデータが出てきます。それもスマホドクターに入れる。そこの先生が「あなたは……」と言うと、「スマホドクターはこう言っているんですけどね」（笑）。どうしましょうみたいになるでしょう。

**佐野**　今の医療だったら、ほんとにスマホがお医者さんに替わる。後は、スマホはお薬をくれないから、薬局は生き残る。そういう感覚になりますよね。

**矢山**　薬を出すじゃないですか。また、スマホに薬品名を入れるわけです。この薬とこの薬は相互作用があってよくないとか、スマホドクターが言う。患者さんが「先生、この薬は、スマホドクターがあまり合わせて服用しないほうがいいと言っているんですけど」「あっ、そうだった。ごめんなさい」みたいになる（笑）。医者もスマホドクターに文句を言われないようにしたいからね。

**佐野**　今のままで、そうやって分けて増やしていくというドクターのやり方だと、いずれドクターは要らなくなっちゃうんですね。

**矢山**　緊急事態、血が出ているとか、骨が折れたとか、心筋梗塞《しんきんこうそく》、脳梗塞とか、それはやっぱり要りますよね。全部じゃなく、救急は要る。

**佐野**　経営の世界も、教育の世界も、同じだと思うんです。本質化していかないと。教育だって、子どもにどうなってほしいのか、子どもたちにどう生きてほしいのかといったら、結局は、子どもたちが将来に向けて幸せになってほしいわけじゃないですか。

**矢山**　魂に目覚めないと、モノが豊かになってもダメなんです。幸せというのはどういうことかということなんですよ。こうなると、また船井流が出てくるんです。僕は今、クリーンアップ・メディスンと言ったばかりですが、次に大切なのは、魂が目覚める医学だと思っているんです

ただ、まだまだ僕のハート（心）の中に、魂って、そんな大層なことをちょっと言えないよなみたいな戸惑いがあるわけです。日本人はみんなあるんです。でもこれ、よく考えたらおかしいんです。魂と言ったらいけないみたいな制限、いや洗脳かな、それがある。

話がまた変わるけど、僕は学生のときに、がんの自然退縮という講義を、池見酉次《ゆうじ》郎《ろう》先生から受けたんです。がんの自然退縮、がんが治療なしで消えてしまう。がんがあったのが消えてしまう症例を見て、大感激して、「先生、これができたらがんの外科も内科も要らないじゃないですか」と言いました。

そうしたら、「いや、そうなんだけど、そう簡単にならない」。「どうしたらなるんですか」と言ったら、「これは実存的変容というのが起きるんだ」。「実存的変容って何なんですか」「考え方、生き方がガラッと変わることだ」「じゃ、どうしたらそうな

るんですか」「そう簡単に言えない」。それから僕の追究の人生が始まったみたいになって、心療内科の勉強をして、実存的変容がどうしたら起きるかという根本テーマがずっとあるわけです。

**佐野**　大本《おおもと》の出口王仁三郎《でぐちおにさぶろう》さんのひ孫で、実業家で心理学者でもある出口光《ひかる》さんが言うところの、心意識から魂意識への変容ですね。

**矢山**　そう、魂に目覚めなければいけないことがやっとわかってきました。

## 魂を目覚めさせるには――「一霊四魂三元八力《いちれいしこんさんげんはちりき》」という教え

**矢山**　魂が目覚めるにはどうしたらいいかというと、合気道は「一霊四魂三元八力」と言っているわけです。あれが合気道のOSなんです。ところが合気道の先生で、一霊四魂三元八力をきちんと教えてくれる先生はいないんです。開祖の植芝盛平翁が合気道の体技と関係のない何か古めかしいことを言っているな、みたいな扱いなんですが、本当は違うんです。

一霊というのは、直霊《なおひ》と書きます。それが真ん中にあるんです。船井先生が生きていたら、本当にこの研究を聞いてもらいたかった。その周囲に荒魂《あらみたま》があるんです。こっちに奇魂《くしみたま》がある。こっちに和魂《にぎみたま》がある。そしてこっちに幸魂《さちみたま》がある。これが一霊四魂なんです。

これを今の言葉で言うと、荒魂は勇、奇魂は智、和魂は和合とか親しみ、幸魂は愛なんです。これが合気のOSなんです。これがあるから、合気というのは「敵をして戦う心なからしむ。否、敵そのものをなくす」ということが成立するのです。

スポーツと武道はどう違うかというと、スポーツは基本的に遊戯なんです。もともと遊びのようなものなんです。ところが武道というのは戦いです。究極は殺しです。武道は殺しの技術なんです。

僕の兄貴分の時津賢児《ときつけんじ》さんは、フランスに行って空手を教えています。一橋大学を出て、フランスのパリ大学に行って、文武両道の道を行くんだと言って、パリ大学の博士課程を出て助教授の資格も持っています。彼が言うには、回し蹴《げ》りとか、格闘技の技はいろいろあるけれど、観客の女性が見ていて何をしているのかがわかり「キャーすてき」と言うのはまだ武道じゃない。パッとすれ違ったら、パタンとこけて、何をしたんだというのが武道であり、それが理想だと。

**佐野**　それが合気道なんですよ。一番強い武道です。

**船井**　佐野さんも合気道の稽古《けいこ》をしているんですよね。そろそろ初段になった?

**佐野**　もうすぐです(笑)。今足踏みしています。

**矢山**　僕のところに来たら、すぐに初段になる方法を教えてあげますよ。

**佐野**　実はずっとやっているんです。結構きついです。

**矢山**　武道は一生かけてやらないとダメです。僕も空手を本当に長い間やったけどね。人殺しの技術を追究して、「敵をして戦う心なからしむ。否、敵そのものをなくす」と言って、それに成功した人が植芝盛平翁なんです。そのOSは何かというと、一霊四魂三元八力なんです。

三元というのは、剛、柔、流という体の動かし方です。簡単に言うと、剛は骨と筋

## 一霊四魂

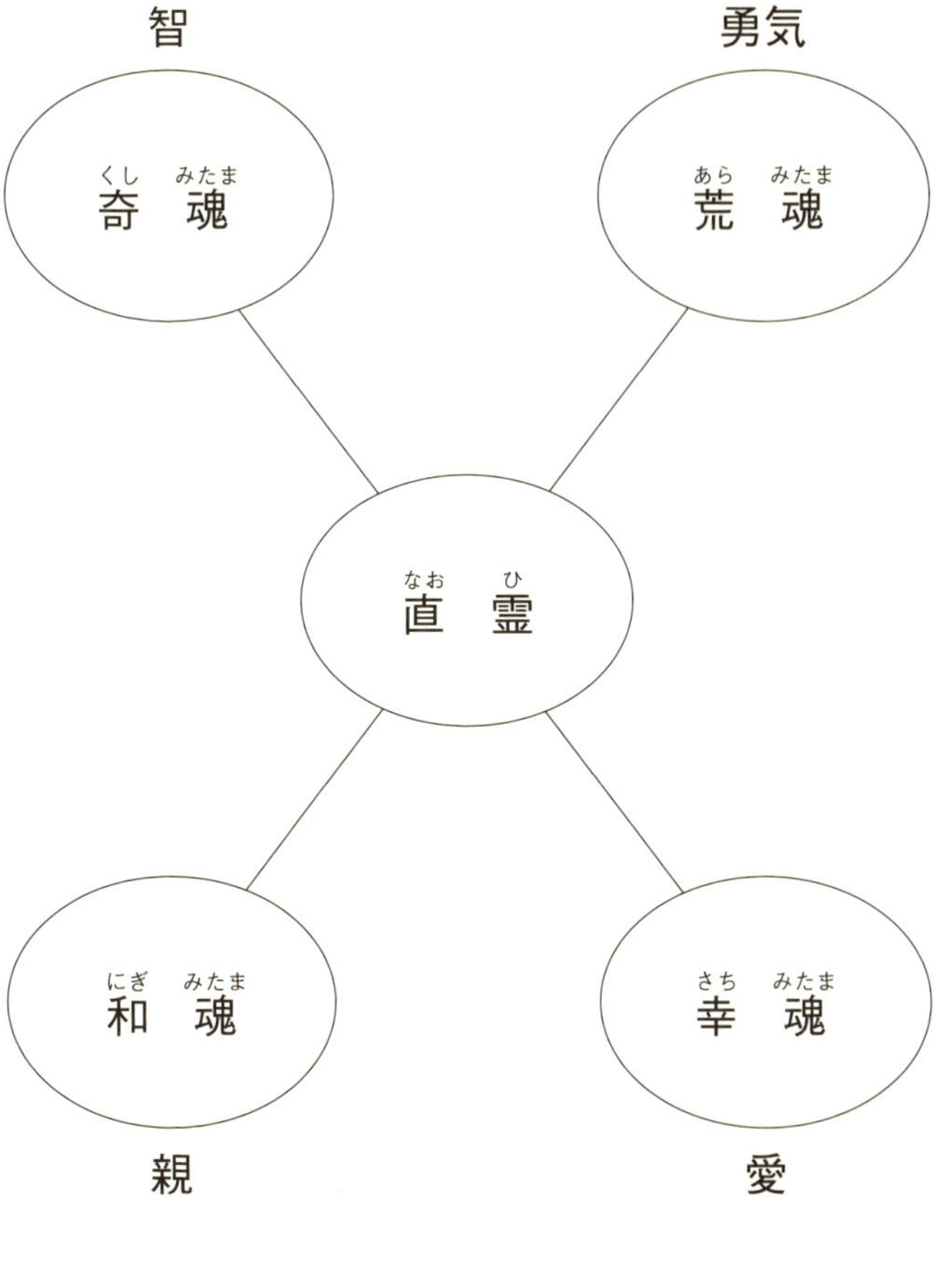

肉の強さ、柔はそれを柔らかく動かすこと、流というのはそれに気が流れること。剛、柔、流が三元なんです。

八力は、解、凝、動、静、引、弛、合、分です。解というのは、気をバラバラにすること。凝というのは凝縮すること。動、静というのは、動いているんだけど、動いていない。後の説明は省きますが、極意があるんです。

**船井** そう考えると、合気道というのはとってもシンプルなんですね。単純明快なんだ。

**矢山** それでやれば、自然に技がバーッと出てくるわけです。ＯＳを勉強しないで、アプリケーション操作だけうまくなろうとする。それがいろんなことに共通する人間の知的営みのピットフォール（pitfall 落とし穴）なんです。

## デュアルＣＰＵを回してＯＳを進化させれば、どんな状況にも対応できる！

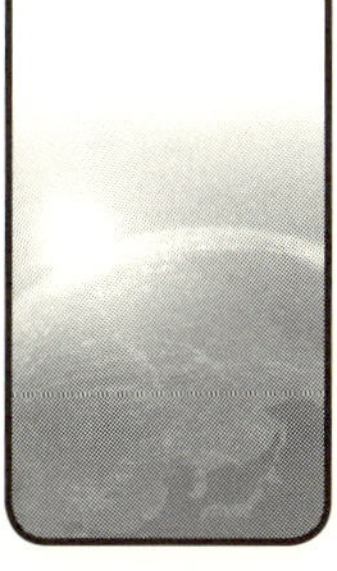

**船井**　普通の医師がやっている医療は、アプリケーションをとにかくいっぱいつくってやろうというアプローチで、矢山先生のやり方は本質的なＯＳをつくって、そのＯＳをバージョンアップしていくというアプローチですね。

**矢山**　そうしたいわけです。ＯＳとＣＰＵ。

**船井**　ＯＳとＣＰＵがちゃんと動けば何にでも使える。

**矢山**　ダブルコンピューター、デュアルＣＰＵなんです。

**船井**　論理的なエンジンと直感的なエンジンを両方回しながら、そのＯＳをバージョンアップしていく。

**矢山**　デュアルＣＰＵを回すと、ＯＳが進化するわけです。進化したＯＳには、アプリは何でものる。そう見ると、船井先生がそうなっているんです。何を聞いても「ああ、そうか、そうか」とすぐ自分のものにするでしょう。それはこの頭の使い方なんです。あの読解力、修得力は、そこから来ているわけです。

**船井**　そうか。ＯＳ自体が進化していくようにしておけば、どんなことが来たって、アプリが勝手にできあがってくれるようになっている。

**矢山**　それが長年船井先生と付き合って見えてきた秘密なんです。深く長くお付き合いしてわかりました。でも船井先生もそこまでは言われずに、やっぱりアプリ・プラス・ＯＳをちょこっとぐらいのものだけなんですよ。僕の頭の内はこうなっているんだというのは、やっぱりなかなか言えないじゃないですか。

**船井**　矢山先生はそれを分析して、船井幸雄はこうなっているんだというのを、明快にわかりやすく説明してくださる。

**矢山**　船井先生のお話を聞いていろいろ考えていると、そういうことだよな、みたいに思えてきた。僕もそれを一生懸命やってきたから、弟分なんて言ってもらって、デュアルＣＰＵで話せるから、ものすごく学びがあったということじゃないかなと思います。

**船井**　本来の人間というのは、デュアルCPUがちゃんと動いて、OSがどんどん進化していくようになっていればいい。

**矢山**　人間存在というものは、そうなっているはずです。それが、人間存在の本質です。人間存在はデュアルCPUが回ってどんどん進化するようになっているのを、そうじゃなくて、シングルCPUにアプリケーションをいっぱいつめこませるというふうにさせられてしまっているわけですよ。

**船井**　さっきの話に戻すと、そのデュアルCPUのもう一個のCPUにとって大事なものが魂なんですよね。

**矢山**　それでいくと、モノでないCPUの作動原理が四魂なんです。そのもう一つ上に直霊《なおひ》がある。そして物質の世界を処理するCPUと一霊四魂、形而上《けいじじょう》の世界（見えない世界）を処理するCPUを両方動かせるわけです。

**船井**　忘れていましたけど、今朝、佐野さんと2人で、京都のトータルヘルスデザインの近藤洋一社主の所に行って、矢山先生によろしくお伝えくださいと言われてきました。2月2日で80歳になられるそうです。きょうは「場や」とおっしゃっていました。場を整えることが、これからの決め手になる。だから「これからは場や」と。

**矢山**　そういうのも全部ひっくるめて、「はいはい」と言えるためにデュアルCPUが要るわけです。

**船井**　場というのは、魂と近いんですか。そうでもないんですか。

**矢山**　その人が、何をもって「場」と言っているのかと聞かないとダメなんです。場というけれど、場がわかるCPUというか、「ああ、ここはいい場だね」と言って、「そうだよね」という人にとっては場はあるわけです。電磁ノイズが満杯の所で「ここでいいじゃないか」というのと、「ここはノイジーな場だな」というのは、どう場をとらえているかということですよ。場がわかるというのは、デュアルCPUの直感コンピューターというか、身体智というか、そこの機能です。だから場なんですけど、デュアルじゃないとわからないわけです。

**船井**　さっきの心意識から魂意識に実存的に変容させていかなきゃいけない。その辺は、どう説明したらいいんですか。

**矢山**　それで僕は悩んでいたんです。そうしたら、これは話が別だけど、出口光さんと、高輪《たかなわ》クリニックの陰山康成医師の会で会って話したら、なんかいいなと思ったんです。彼もデュアルCPUだみたいな感じで、それから仲よしになった。最近、ユーチューブを見たら、一霊四魂の話をされているから、アッと思ってね。

**船井**　出口光さんのオハコです。

**矢山**　出口王仁三郎さんのひ孫さんの出口光さんが、一霊四魂を言っている。僕は合気道をやって、開祖が言っているわけです。だからあの世で、開祖と王仁三郎さんが「おう、おう」若い人がやっているのかと思っているのかもしれない。

**船井**　一緒に満洲《まんしゅう》に行って、殺されそうになった仲ですよね。

**矢山**　武という人殺しの技が、人が和合し、敵が戦う心をなくし、否、敵そのものをなくすというところまで認識のあり方がグーンと上がったわけです。これは人類史上の文化的な大革命と言っていいぐらいの精神革命なんですが、今の合気道の指導者はその価値を全然伝えていない。なぜかというと、さっき言った体技というアプリの視点だからです。注目しているのは、所作なんです。それではもったいないと。

## 一霊四魂——見える世界と見えない世界を追究する

**矢山**　見える世界と見えない世界を追究するというのが、人間の本性に一番かなっているんじゃないかと思うんです。

「スター・ウォーズ」という映画がものすごい大人気じゃないですか。あれは今までのＳＦと全然違うファクターが一つあって、それはフォース。宇宙人とかロボットは他のＳＦと同じなんですが、フォースがあるからほとんど神話になっているわけです。

欧米人の子どもは、何回も見るそうです。ジョーゼフ・キャンベルの『神話の力』という本の中にも書いてありますが、子どもが「スター・ウォーズ」を何回も何回も見るから、「君たち、何で何回も見るのか」とお父さんが言ったら、「お父さんたちも聖書をいつも読んでいるじゃない」と言ったそうです。

つまり子どもたちにとって「スター・ウォーズ」は現在の神話なんです。それは人間の持っている根源的な力に対する憧《あこが》れと親和性で、これがまた空海というか、仏教のほうの理屈をこねると、阿頼耶識《あらやしき》に入るんです。僕たちの阿頼耶識の所には、鉄腕アトムとかが入っているわけです。それでロボットができているじゃないですか。あと何十年かたったら、フォースの存在なんて当たり前でしょうみたいになって、フォースを追求する人もいっぱい出てくるわけです。そうしたら、ＡＩが幾ら進歩しても、まだフォースまではいかないので何とかなる。

**船井**　見える世界と見えない世界で言うと、それこそ光さんが教えてくれましたが、王仁三郎さんは霊主体従《れいしゅたいじゅう》と言ったそうです。

**矢山**　霊主体従は、開祖もいつも言っていたようです。

**船井**　でも霊主体従というのは、霊だけあったらいいというわけではなくて、霊も体も50％・50％、フィフティ・フィフティ。ただし、先に霊が来て、それから体であると。順番を間違えたらいけない。霊・体、霊・体が一番いいと王仁三郎さんは言っていたといつも光さんが言われています。霊だけではダメで、ちゃんと五分五分ないといけない。でも、先にくるのは霊だというのが、霊主体従の意味だそうです。

**矢山**　その王仁三郎さんの影響を受けたから、合気道は「敵をして戦う心なからしむ」という超絶的コンセプトにたどり着いたわけです。

それは一体何なのかというと、要するに戦うときは、ほとんどの人は緊張の神経伝達物質であるノルアドレナリンを出すんです。ところが、合気ができる人は、愛の脳内物質であるオキシトシンを出すわけです。オキシトシンを出すときの意識が一霊四魂なんです。オキシトシンがブワーッと出ると、幸せだなと感じる。「合気とは愛なり」というのはそういうことなんです。

愛を感じたときにオキシトシンが出る。オキシトシンが出てブワーッと生体エネルギーのフィールドが広がっている人に対しては、ノルアドレナリンの人は力が出せなくなるんです。僕は脳科学的に「敵をして戦う心なからしむ」ということは可能だということがわかったんです。それで「合気握手」というのをつくりました（笑）。握手をしたら、相手がハハァーとなるから合気握手。

「敵をして戦う心なからしむ。否、敵そのものをなくす」と開祖は言うんです。

**船井**　そんなに矢山先生の中で出口光さんがブームなら、光さんと矢山先生で本をつくったら楽しいと思います。

**矢山**　心理学や神道から見た一霊四魂と、合気や医療から見た一霊四魂。いいですね。それはかみ合うと思います。

**佐野**　おもしろいですね。

**船井**　光さんもやっぱり深いですよ。

**矢山**　僕はやっぱり身体派ですから、それでわかったんです。気功もつながるんです。荒魂が存在するのは下丹田です。幸魂は中丹田で、奇魂は上丹田です。三つでしょう。和魂が働いて、全部うまく調和するんです。これが進化すると、このエネルギーが自分の外にトランスパーソナルに作用できるようになる。そうすると直霊になるんです。それを訓練するために三元八力を使って練習するわけです。

**船井**　光さんを深く掘っていくと王仁三郎さんがどんどん出てくるのでおもしろいですよ。

**矢山**　あの方はつながっていると思う。

## 知の構築原理と運用原理は異なる

**佐野**　矢山先生は神農《しんのう》シャンプーをつくられたじゃないですか。医薬と農業を司《つかさど》る神とされる神農というのは、植芝盛平先生みたいに医療の世界を究めたんですですか。

**矢山**　漢方薬は効くじゃないですか。何でこんなものが効くのかな。また例の、何で効くんだろう……。

**船井**　なぜ、なぜ、なぜ……、が始まると。

**矢山**　鍼《はり》を打ったら、また鍼も効く。ただ、とことん漢方や鍼の古典を読んでも、鍼とか漢方がどうしてできたかというつくり方は書いてないんですよ。ポコッと出きているのです。

要するに、いろいろな知のシステムには、構築原理と運用原理があって、この二つは違うんです。コンピューターをつくる人と、コンピューターを上手に使う人は違う。コンピューターのアプリをものすごく使える人に、「コンピューターをつくりなさい」と言うと、「いや、私はコンピューターはつくれません」となるわけです。

**佐野**　知を構築する原理と知を運用する原理は違う。

**船井**　半導体をつくってコンピューターをつくる人と、アプリケーションをワーッと使う人は違うと。

**矢山**　そういうことなんです。僕はアプリも使いますが、何でこんなものができたんだろうと思うわけです。とことん読んでもわからない、しかし勉強して、こうじゃないかと思ったのは、気、要するに身体智で、この薬はこんなふうに効くとか、ここに鍼を打ったら効くというのがわかった人がいて、そういう人たちの技と知の集積なんだと。でも、それは言語化ができないから、していない。神農さんもそういう人の代表だったのでしょう。

**船井**　先生は、構築原理が好きなんですね。

**矢山**　構築原理に興味がある。アプリもしないことはないけど、構築原理と運用原理があるわけですが、私は構築原理のほうに圧倒的に興味がある。

**船井** 何で漢方があるのかとか、何でこんなものが効くのかとか、その秘密を解き明かすのに興味があるんですね。それを使いこなすのは誰かやってくださいと。

**矢山** 自分も少しはするけどね。船井先生は、何でこんなことを考えるんだろうと思うわけです。

**船井** 船井幸雄は、何でこんなこと言っているんだろう。

**矢山** 何で単純明快とか言うんだろう。

**船井** 天地自然の理って何だとか。

**矢山** それを聞いたら、「天地自然の理がわかったら、誰がどんな質問をしても、全部答えがわかるんだ」と言われるんです。「ほう、それは便利だな」と思うわけですよ（笑）。だから天地自然の理というのをいろいろと考えてみる。

## 外科医をやめた理由――がんを切っても切っても治らない！

**矢山**　もう一つ言わなきゃいけない。僕は外科医をやめようと思ったわけです。なぜかというと、とことんやっても、がんを切っても、切っても治らないということに気づく日が来るんです。必ず来るんですよ。みんな言わないけど、来るの。

**船井**　先生は切って切って切ったら、がんがきっと治ると思ってやっていたけれど、構築原理として、違うというのに気がついてしまうときがあったわけですね。

**矢山**　そう、切っても治らないことに気がつくわけ。「ああ、どうしようかな」と思うわけです。切るのが上手な医者は、スポーツじゃないけど、武道の技を究めるみたいなものなんです。しかし、幾ら上手に切っても、治らないで、再発するじゃないですか。でも、切る修行のところはおもしろいんです。表現は悪いけど、こんな手術をこうやってというのは、外科医にとってはおもしろい。

**船井** 外科医としてのレベルは、合気道で言うと、八力の世界を究めていたわけですよね。

**矢山** でも、切っただけでは治らない。大体どこでも切れるようになった瞬間に思うわけですよ。

**船井** それはもう究め尽くした。

**矢山** 究め尽くしたというか、消化器外科なら、大体全部できるようになったとき。

**船井** アプリケーションの世界が大体わかってしまったという感覚ですね。

**矢山** そのときに、「はあ、切っても治らないな」と気づくわけです。僕のおやじも胃がんになって自分で手術した。でも、その後に食道がんになったしね。そのときに、「じゃ、どうしようか」と思うわけですよ。「でも、外科医になるのにカネも時間もかかったしな」と思うわけですよ。カネもかけて、時間もかけて、苦労して苦労して。「でも、このままやってもな」と思うわけですよ。それで、漢方や気などエネルギーの世界を研究する医者になろうかなと思うけど、「でもなあ……」と思うわけですよ

（笑）。

**船井**　先生がおやじ（船井幸雄）と会った頃はまだ……。

**矢山**　まだ外科医だった。

**船井**　医長さん。悩み始めた頃は？

**矢山**　そのときも医長だった。

**船井**　副部長さんとかじゃなかったでしたか。

**矢山**　いや、外科はまだ医長です。部長は東洋医学の部長で、兼任していた。

**船井**　東洋医学の部長さん。世間的に見ると、功成り名を遂げ、地位をだんだん極めてきたわけですよね。

**矢山**　まあ、そこでメシを食えるぐらいになった。

**船井**　大きな病院にいて、評判もよくて、「あの先生、腕がいい」と言われて。

**矢山**　だけど、切っても治らないと気がついて、どうしようか悩んで、船井先生に「先生、切っても治らないから、僕、外科をやめて、漢方と気功の研究をしようと思うんですけど」と言ったら、即座に「あっ、矢山さんはそれがよいよ」と言われた。

この言い方、間。「矢山さんはそれがよいよ」と、完璧《かんぺき》な確信で言われたから、悩みがどこかにピャーッと飛んでいった（笑）。

帰ってから、「おい、舩井先生に相談したら、やめたほうがいいよと言われたから、僕はもう外科医をやめる」と言ったら、うちのかみさん、フーンみたいな感じで反対しなかった（笑）。それであっさりやめた。全然迷いはなかった。でも、そのときやめて、外科に未練がなかったから、時間ができて、研究してゼロ・サーチができたんです。それまでは時間がなかった。

## ゼロ・サーチ――ダイオードを双方向に結合すると、ゼロの場ができる

**佐野**　ゼロ・サーチというのは、どういう構築原理ですか。

**矢山**　要するに、ツボがわかるとか、気がわかるというのは、ずっと訓練するとわか

ってくるんですよ。脈を見てどうだとかわかってくる。でも、教えてもできないんです。センサーが要るわけです。モノをつくった人はそういう発想になる。気がわかるセンサーが要るよなとなるわけです。でも、とことん研究しても、まだセンサーがないんです。そのうちできるはずですけど、まだない。センサーがないから、解析する情報がとれないんです。でも、人間は訓練するとわかるようになるんです。

僕は、だんだん脈診とかができるようになりました。でも、これは身体智だから、言ってもわからないんです。これを何とか広げないといけない。それで考えて、できたのがゼロ・サーチなんです。

どういう原理かというと、要するに、双方向のダイオード。ダイオードを双方向に結合すると、ゼロの場というのができるわけです。ただこれは電気工学的には認められていません。最近、私が開発した「スターループ」を、先ほどあなたたちの痛みの部位に貼《は》ったでしょう。あれはゼロの場をつくっているんです。あれは右回転のコイルと左回転のコイルを、ずーっと重ねていっているんです。

**船井**　先生の気功もそうですよね。

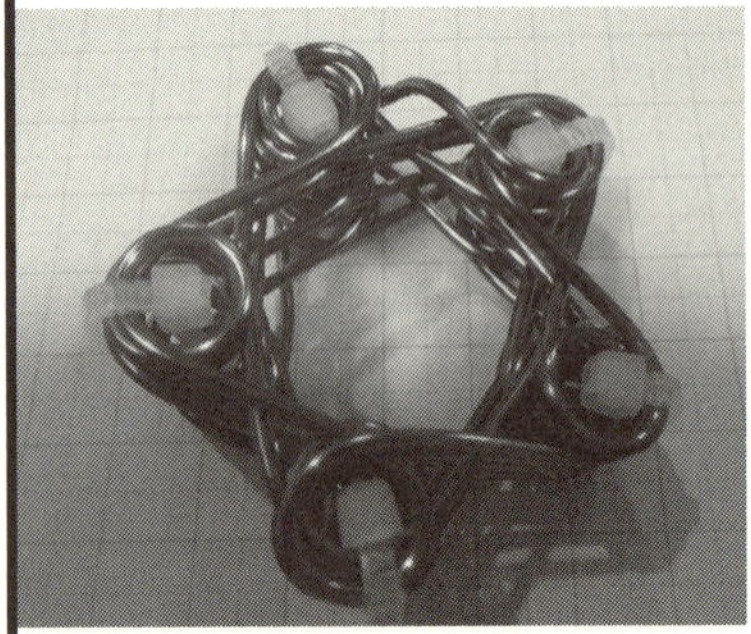

矢山医師が開発中の「スターループ」

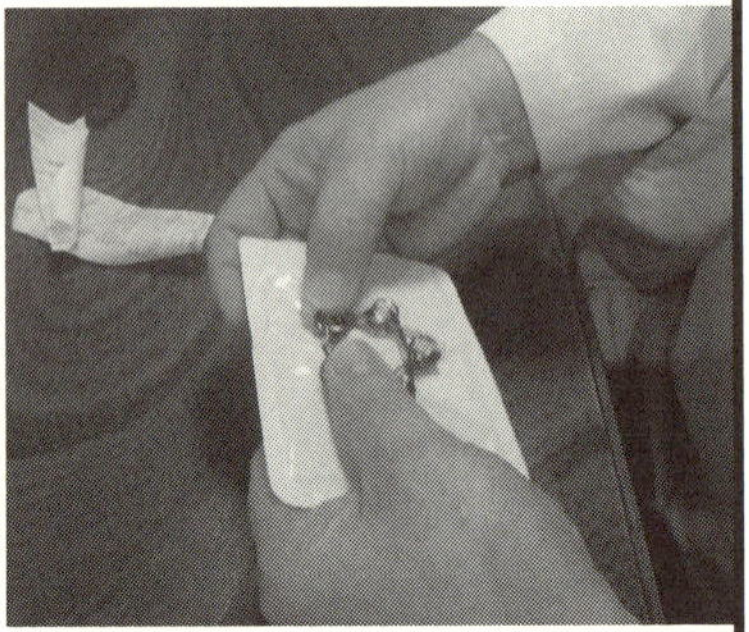

「こうしてカイロに貼って……」

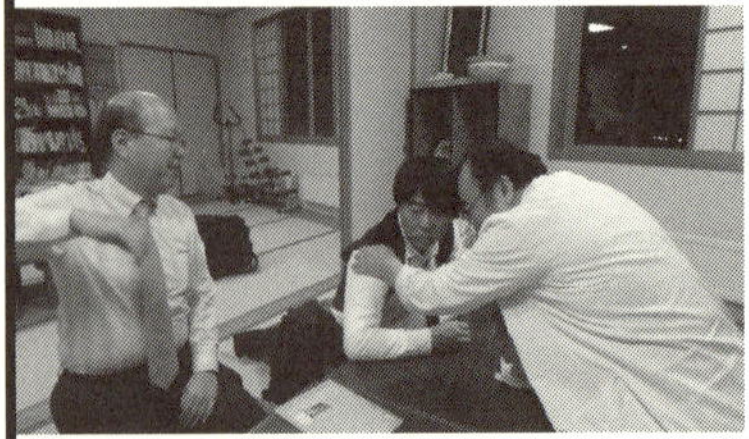

「痛いところに貼ると……」

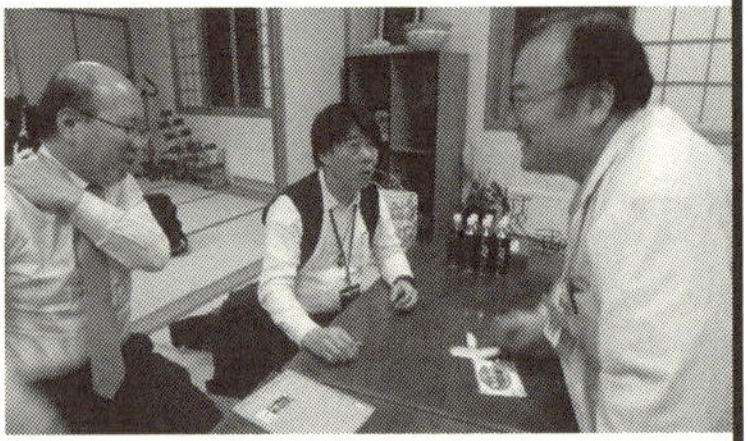

「どうです？　軽くなるでしょう！」

**矢山**　そう。「スターループ」で痛みが軽くなったでしょう。

**船井**　そういえば、重かった肩が軽く上がるようになった。

**矢山**　ほらほらほら（笑）。

スターループを飲み物の上で、クリクリクリと回すと味が変わる。やってみて。一口飲んで、右回し。

**船井**　これもゼロの場ですよね。

**矢山**　これもゼロ。ゼロの場というのは、例えて言うと、車は動かないけれども、前と後ろから押したら、ゼロなんですよ。そのゼロの場というのをつくると、人間の気のセンサーのアンテナになるということを私が発見したんです。それから進化していって、ゼロ・サーチの中には、ダイオードが百何十個か入って、逆方向になっているんです。

**船井**　百何十個のダイオードが、逆方向に配置されているんですね。

**矢山**　それがアンテナになっているんです。特許文書にも書いてある。公開しています。ゼロの場というのは、電気工学的には全然わかってないんです。しかしゼロの場はアンテナとして作用するんですよ。ゼロの場は気のアンテナにできる。

**船井**　先生は違うと言われるでしょうけど、フーチの原理とゼロ・サーチは、絶対に関係しているような気がします。

**矢山**　使う脳は関係しているかもしれません。

**船井**　フーチも達人だったら、ゼロがつくれるんですよね。例えば、船井幸雄はゼロにしてフーチを使うから、使えたんですよね。

**矢山**　意識をゼロにするわけです。

**船井**　普通はゼロにならないから、変なふうになるんです。

**矢山**　まあそうですね。

**船井**　それを先生はゼロ・サーチという装置で、センサーで、ゼロの場をつくって、アンテナにしているんですね。

**矢山**　スタールーブも本当は20年前に考えていたんですけど、最近、ちょっと世の中に出そうかなと思って出しているわけです。

**佐野**　ゼロの場がアンテナになるというのは、どういうことですか。

**矢山**　どういうことだろうね。指は何で5本あるんですかという質問をしたときに、何て答えますか。

**佐野**　答えられないですね。

**矢山**　そうなっているんだとしか言えないでしょう。

**船井**　最近ちょっと読んだんですけど、量子コンピューターの世界というのはそうなんですってね。プラスとマイナスが両方ある状態から、それが崩れていくことによってCPUを回すのが量子コンピューターなんだそうです。

**矢山**　0、1の間に、とれる値がいっぱいあるということです。

**船井**　だから初期値はゼロなんだそうです。多分、そういうゼロ・サーチの使い方ですよね。

**矢山**　ウーン、どうかな。僕は、ゼロ・サーチが最終的には機械化できると思っているんです。それは孫ぐらいの世代に。

**船井**　もっと早くしてほしい。5年ぐらいでやりましょうよ。

**矢山**　誰がするのよ。

**船井**　先生に決まっているじゃないですか（笑）。

**矢山**　僕？　電気工学で、もう1回大学院に行かなきゃいけないじゃない。

**船井**　そんなのは、できるやつを連れてくればいいわけですよ。

**矢山**　ゼロ・サーチが全自動になる日が来ると私は思っているんです。量子コンピューターとテラヘルツ波（1秒間に1兆回振動する波動）の検出技術、この二つでいけるはずです。テラヘルツ波の周波数が人間の体から出ているんです。テラヘルツ波の周波数を持った、微弱な電磁波の検出技術。何で微弱かというと、背景のノイズが自然の中にはいっぱいあるわけです。それからそれをより分けなきゃいけない。人間の脳はカクテルパーティ効果（周囲の環境のうち、自分に必要な事柄を選択して聞き取ったり、見たりする脳の働き）で、目標としたところをセレクトできるんです。

**船井**　聞きたい話だけ聞こえてくるんですよね。

**矢山**　そうです。だからゼロ・サーチで見えるんです。量子コンピューターとテラヘルツ波の周波数を解析するという二つを組み合わせたら、人間ができるゼロ・サーチの機能ができるはずです。

**船井**　やりましょうよ。

**矢山**　やりましょうって（笑）。それは僕もしたいのはやまやまだけど、まだおカネも時間もない。

## 「五つの人間行動の原理」——人は得をするときに行動を起こす

**矢山**　船井先生の話でまだ話したいことがあるんです。船井先生の話はまだいっぱいあって、これは本に書いてないシークレットなんですが、言わなきゃいけない。

　船井先生が「矢山さん、人はどういうときに行動を起こすか知っているかね」と言われたんです。「人は理想で行動を起こしますよ」と言ったら、「フフフフッ。矢山さんらしいね」と言われる。

「エッ、違うんですか」と言ったら、「あのな、まず人は得するときに行動を起こす」

と言われた。まず1番。

「2番目は何ですか」「2番目はな、それをしないとまずいよと脅かしたらする」

「3番目は何ですか」「3番目はな、これは義務だからと言ったらする」

「4番目は何ですか」「4番目は趣味でする」

そして5番目が、「損得なし、理想でする」と言われた。それを聞いて、そのときはフーンそんなものかと思ったけど、それから人の行動をずっと見ていると、ピッタリそうなんですよ。

でも、僕自身は、やっぱりちょっと違います（笑）。損得を考えないことはないけど、本当のことが知りたいみたいな、原理で行動しています。

開業してからいろんなことがいっぱいありましたが、この五つの人間行動の原理で見えてくるんです。開業したときに先生が何と言ったかというと、「矢山さんもこれで頭の働きがよくなるな」。「エッ、何でですか」と言ったら、「創業社長は、どんな大企業の雇われ社長よりも頭がよくなる。創業社長は人事、金策、対外交渉、開発、全部しなきゃいけない。それに比べれば、東大を出ても雇われ社長は雇われ社長でそこまではやらない。だから創業社長が一番頭がよくなる」と言うから、そのときはそうですかと聞いていたんだけど、まあそれから苦労のあること（笑）。給料をもらうのと、給料を払うのはこれだけ違うかみたいな（笑）。

給料をもらう立場は、できるだけ少なく働いて、休みがあって、いっぱいもらったらいいと思うけど、給料を払う立場になったら、うちのかみさんに「今月、給料払えるか」と言われるようになった（笑）。

**船井**　そのときに、さっきの五つの行動原理で眺めたら、人が何で動いているのかがわかるようになったのですか。

**矢山**　そのように眺めてみたら、船井先生はすごい理想論を言われているんですが、でも現実的な得することも大切と言われているんですよ。ああ、これかと思いました。宗教家でも言わない宗教的なことを言いながら、得することも言われています。

**船井**　それを医療の世界に応用できないんですか。

**矢山**　医療の世界と言うけれど、医療なんかないほうがいいんですよ。

**船井**　理想的に言うと、さっき言った外科的な本当に救急医療のときだけあればいい。

**矢山**　生まれた瞬間に、元気で暮らせるように神様はつくってくれているんだから、元気に暮らせばいいだけの話ですよ。クリーンアップ・メディスンが、そんなものは常識でしょうになったら、人は病気しなくなると思います。

やっぱり医者も人間だから、患者さんが治らないと辛いんです。そのとき、どういうメンタルになっているかというと、文献とかを全部読んで、「今の医療はこんなもんだからしようがねえよ」と思うわけですよ。文献検索したら、それはそうなんだけど、私はちょっと違うんです。

**船井**　普通の先生は、検索エンジンになっているから「しようがないな」で終わっている。

**矢山**　僕も思うけど、何か理由があってなっているはずだと思ってきたわけです。その理由を外していくと、「治るじゃないか」になるわけですよ。僕は外科医をやめて統合医療を志しているけど、リウマチが治せるようになったんです。「僕は外科をやめたけど、リウマチが治せるようになったからまあいいか」と思った。最近は、糖尿病とかも大分治せるようになっています。

## ウイルスを不活化する「シャボン玉石けん」のビックリ効果！

**佐野**　私、どうも高血圧らしいんですけど……。

**矢山**　簡単簡単。治し方を教えましょう。

　まず、高血圧がなぜ起きるか。延髄に弱毒性の菌とウイルスの感染があるんです。そこでノルアドレナリンが出るので、血圧が上がる。血圧の上がるポイントは、延髄の血圧コントロール中枢と、心臓と、副腎《ふくじん》にあるんです。心臓と副腎からの高血圧症というのもありますけど、ものすごく少ない。ほとんどは本態性高血圧というやつで、延髄に交感神経緊張のノルアドレナリンが出ているからなんです。

　何で出るのかというと、そこに弱い菌とウイルスがいっぱいたまっているからです。ウイルスというのは人間の中にいっぱいいて、それを全部排除するのは難しいわけです。だけどゼロ・サーチでずっと追跡したら、あったんですよ。それは何かというと簡単。知りたいでしょう（笑）。「シャボン玉石けん」。

**佐野**　えーっ、シャボン玉石けん！

**矢山**　シャボン玉石けんになぜ気がついたかというと、まずはコレステロールが高い人って世の中に多いじゃないですか。何で上がるかというと、肝臓がしゃかりきになってコレステロールをつくっているわけです。

何でしゃかりきになってつくっているのよと肝臓に聞いたら、いっぱい要らないものが入ってくるから、それを排除するために解毒のためのメカニズムが働く。そのときTNF-α《アルファ》というアレルギー物質が出るので、細胞の膜が傷つくわけです。細胞の膜の材料がコレステロールなんです。だからしゃかりきになってつくる。

たまに肝臓の弱い人なんか、コレステロールが下がる人もいるけれど、肝臓にいろんな化学物質が流れてくるから、それを排除しようとするメカニズムが働いたときに、アレルギー機序が起きて、細胞の膜が傷ついて、そしてそれを修復するためにコレステロールをしゃかりきになってつくっているということなんです。

なるほどですよ。「なぜ、なぜ、なるほど、どうする」ですよ。コレステロールの薬は何なのかといったら、肝臓がコレステロールを合成するのを抑制する薬なんです。でも肝臓は、理由があってしゃかりきになって合成しているわけです。全部そうなんですよ。理由があるんです。

**佐野**　よくなかった頃は血圧が200ぐらいになることがありました。

**矢山**　だから、延髄にウイルスがいっぱいいるんですよ。

どうしたらいいかのソリューション。まず風呂に入って、頭に軽くシャワーをかけて、その後、シャボン玉石けん。シャボン玉だけでもいいけれど、本当はシャボン玉と神農シャンプーを半々でまぜると一番いい。まあシャボン玉だけでもいいです。効かなかったらまぜたらいい。

シャボン玉を首筋から後頭部へと頭全体の髪の毛にずーっと塗りつけて皮膚に浸透させる。

垂れてきたら目がシバシバするから、額に軽くタオルを巻いて、湯に入る。「ああ、いい湯だな」になるでしょう。上がって、軽く体を洗って、もう1回入る。そして出て、頭を洗う。また入ってから出てもいいし、そのまま出てもいい。それを1カ月やってください。下がります。

**佐野** シャボン玉石けんは液体ソープですか。

**矢山** 何でもいいけど、一番効くのは台所洗剤用のタイプ。面倒くさかったら、シャボン玉のボディソープ半分に神農シャンプーを半分。シャボン玉と神農を半々にまぜて使うと一番効く。そうすると、大体3分で効いてくる。ミリスチン酸カリウムというのが入って、幅広いウイルス不活化効果があるんです。

その証拠は、インフルエンザ。インフルエンザの人は喉《のど》が痛いと言うでしょう。喉と首の前後をシャボン玉で湿布するんです。30分でオーケーです。そのときに、シャボン玉の歯磨きで歯を磨く。この二つで、大体ほとんどオーケーです。

**船井** 構築原理で説明すると、何でシャボン玉が効くんですか。

**矢山** シャボン玉の中にミリスチン酸カリウムという物質が入っていて、これがウイルスのエンベロープという膜を破壊する。

ついでに言うと、頭が何ではげるか。毛根の細胞が弱ってはげるんです。毛根の細胞が弱る原因があるわけで、そこにやっぱりウイルスがかんでいるんです。だからシャボン玉。僕は自分で今やっていますが、割といいんです（笑）。

**船井** 遺伝とはすごいもので、25歳の息子が危ないんですよ（笑）。

**矢山** うちのおやじも、僕の年には全然なかった。

シャボン玉を風呂に入って塗る。シャボン玉と神農シャンプーの半々がいい。塗って、垂れてきたら目が痛いから、額にタオルを巻いて「いい湯だな」と入るとはげの予防になりそう。それでさっき言ったことを繰り返したら、朝起きたときに、後頭部が「あれっ、軽いな」となる。それを繰り返す。

この前も、血圧が上が180で、薬で下がらないという人がいたんです。1カ月それをやったら、「先生、150になりました」とすごく喜んでいた。

**佐野** インフルエンザになったら血圧が下がって、喜んでいたんですけど。

**矢山** インフルエンザになったら、ウイルス排除のスイッチが入る。インフルエンザのウイルスを排除するときに、ついでに延髄のウイルスも減らしたわけです。それで血圧が下がったのでしょう。

タミフルは、民《たみ》が震《ふる》えるからタミフルと言うんですよ（笑）。

**佐野** インフルエンザが治ってから、血圧が30ぐらい落ちました。

**矢山** だからそのメカニズムがうまい具合に働いたんです。いろんなサプリも効いていたんですよ。

**佐野** おもしろい。

## 「シャボン玉石けん」を塗ると、確かにウイルスが減少する！

**船井** この話と、さっきの五つのパターンはくっつくのかな、くっつかないのかな。さっきの得をする、脅かすというのとは、別の話ですよね。

**矢山** それはこの世の原理であって、船井先生は、この世の原理にも強いんです。あの世の原理と言うとあれだけど、理想というか、まあ、あの世の原理だ。この世の原理にもすごく強いんだけど、あの世の原理にも強いわけです。

**船井**　今のシャボン玉の話はこの世の原理だけど、何でシャボン玉がというのは、あの世の原理ですか……。

**矢山**　それはこの世の理由があるんです。コレステロールが高い人を調べたら、合成洗剤が皮膚から入って、経皮毒で肝臓に流れていっている。肝臓がしゃかりきになって解毒しようとするから、上がるわけです。だから、「全部やめなさいよ」と言うと、「先生はどうしているんですか」と言うから、「僕もちゃんとしているよ」と言って、シャボン玉にしたわけです。

僕は昔、空手のやりすぎで、右の足に痛みがあって、ゼロ・サーチで調べるとやっぱりウイルスがいっぱいいるんです。それがシャボン玉を塗っていると、「あらっ、ちょっといいな」になる。それでまたゼロ・サーチで調べたら、ウイルスがシャボン玉で減るわけです。

おもしろいなと思って、シャボン玉石けんの社長を知っているから、会社に電話して、シャボン玉で痛みが軽くなるんだけど、何かウイルスを減らすというデータはありますかと聞いたら、あると言うわけです。学会で発表したのを見たら、ありとあらゆるウイルスを減らすとちゃんと書いてある。ただし、塗ったら効くとは書いてない。

でも、塗ったら効くんですよ。3秒で体に入っていきます。

じいちゃん、ばあちゃんの膝痛とか腰痛とかも、ほとんどがウイルスなんです。だから風呂に入って塗るとか、風呂に入る前に塗っておいて入るといい。

洗うというよりは、塗る。要するに、中の成分が皮膚を通じて入っていく。入っていったときに、ウイルスを不活化する。これはびっくりするよ。「イグノーベル賞」

（人々を笑わせ、考えさせてくれる研究に対して与えられるノーベル賞のパロディ）に出したいぐらいです（笑）。

佐野　何ていう成分でしたっけ。

矢山　ミリスチン酸カリウム。

佐野　ミリスチン酸カリウムがウイルスを不活化する。それは、シャボン玉石けんにしか含まれていないんですか。

矢山　それは知らない。

**船井**　シャボン玉石けんさんは、別にそれがわかっていてやっていたわけじゃないんですものね。

**矢山**　すべての洗剤にミリスチン酸カリウムがあるか、ないかを調べないと答えは出ません。ただ、シャボン玉は全然害がないんです。ほかにもミリスチン酸カリウムを含んだ洗剤はもしかしたらあるかもしれないけど、悪いものがいっぱい入っている。廃油を利用して石けんにしたのがあるでしょう。ダメなんです。油がやっぱり悪いんだろうね。洗剤はものすごく大事ですよ。

日本にシャボン玉があってよかったなみたいなものですよ。シャボン玉石けんは最高ですよ。ありがたい。

**佐野**　シャボン玉と神農シャンプーをミックスして使ったらいいとおっしゃっていましたが、それは何でですか。

**矢山**　生薬《しょうやく》の持っている免疫力を高める成分とか、抗ウイルスとか抗菌というのは漢方の作用なんです。あれでも結構気持ちはいいんです。シャボン玉だけでも効きますが、もうちょっと効かせたいと思ったら、二つでやってみたほうがいいということです。自分でやってみたらいいよ。シャボン玉だけでもいいけど、二つしたほうが気持ちがいい。

## 構築原理から新しい漢方薬をつくることに挑戦する！
## ——「神農シャンプー」開発秘話

**佐野**　本物研究所でも好評なんですが、神農シャンプーの開発秘話も聞かせていただきたいです。

**矢山**　まず漢方薬というのは、一体どうしてできたのか。あれはロジックでできてないんです。今の薬理学では、例えば咳《せき》に効くという漢方薬を10年も20年も薬理の先生がとことん研究して、確かに効きますよということがやっとわかるわけです。それがデータになって、漢方学会ではそれが今、はやりなんです。漢方薬で論文を書いたら、新しいから結構通るわけです。学者は論文を書くのが仕事だからそれはそれでいいけど、ちょっと待てよと。そんなものがどうしてできたか、考えたことがあるのか。僕はそっちのほうが興味があるわけです。

そうすると、人間が自分をセンサーにして、効く薬を探してつくった。それは仮説なんですが、それを検証するには、そのロジック（論理）で漢方薬をつくってみたらいいじゃないかとなるでしょう。それしかない。だからつくってみたんですよ。結構効くわけです。例えばこの経絡《けいらく》に効く漢方薬とか、生薬を組み合わせてつくれる。それはゼロ・サーチを使うとできるわけです。

**船井**　先生が独自に、漢方薬はこうしてつくったんだろうなと、ゼロ・サーチを使いながら試行錯誤しながらつくり上げていったら、できたということですよね。

**矢山**　効く漢方薬ができる。例えば、僕のクリニックで今、ものすごく汎用しているのは、金属およびいろんな汚染を排除する漢方薬です。それをつくったわけです。なぜかというと、金属汚染を取る漢方薬は今までになかったんです。どうしたらいいかというと、金属がたまっている人の、たまっているところのエネルギーの停滞を解除する生薬をピックアップしていくわけです。まずセレクトして、あとは漢方の知識を使ってそれを組み合わせる。何回かして、害がないということを確認する。もともとある漢方薬だから。それをやると金属がどんどん出ていくわけです。金属および汚染が排除されて、お通じもよくなったりする。それがものすごく効くから、今、現代人の基本処方なんです。アンチメタル、抗メタル湯といいますが、やっぱりそうだったねと思う。

漢方薬を使っている人はいっぱいいますが、新しい漢方薬をつくって使っている人はほとんどいません。さっき言ったように、漢方薬を使うというのはアプリを使っているわけです。それを西洋医学の薬理で解明するのは、アプリの働き具合を解明するようなものだけど、それが何でできたのかというのは、アプリをつくるところではなくて、OSをつくるところなんです。私は構築原理に興味があるとさっき言ったでしょう。だからつくってみたら、できるわけですよ。

それならもっといいものをつくろうと思った。これから先があって、医者が使える生薬と、処方箋《しょほうせん》がなくても使える薬というのがあるわけです。医者が使える生薬でつくるのはいいけど、それは誰でもは使えない。医者が処方箋を書かなきゃ使えないわけです。それなら、食品なんかに近いものをうまく組み合わせたらいけるんじゃないか。それで、手に入るだけの生薬を集めてきて、菌とかウイルスが減って、アレルギーが減って、血流がよくなってと、そういうのをトライしながらできたのが神農クリームです。一般に使える生薬を組み合わせてあるんです。それをシャンプーにしたら神農シャンプーになる。簡単に言うとこういうことです。

**船井**　神農クリーム、神農シャンプーというのは、一般の方が処方箋がなくても使える漢方薬であるということですね。

**矢山**　漢方というよりは生薬の組み合わせです。

## ゼロ・サーチは身体智の感度を100万倍に上げる

**船井**　先生がゼロ・サーチでいろいろ試しながら新しくつくった、今の状況に合った一般の方が使える生薬が神農クリームであり、神農シャンプーである。処方箋が要るお医者さんが使うやつは、それはそれで研究をされていて、日々の治療の中で使っていらっしゃる。

**矢山**　そうです。

**船井**　ゼロ・サーチというのがすごく大事な要素、ゼロというのがすごく大事な要素になるんですね。

**矢山**　ゼロ・サーチでウイルスがわかるということは、遺伝子の変化がわかるということです。ここにA型インフルエンザがいるね、ヘルペスがいるねと推定できるわけです。

**船井**　それは人間の身体智を増幅することによってタッチできる。

**矢山**　どのぐらい増幅するかというと、O－リングテストの10万倍か100万倍の感度になるわけです。なぜかというと、抗がん剤のある量を1000分の1にすると、O－リングテストは反応しなくなるんです。でも、ゼロ・サーチを使ってこれを調べると、ものすごく反応する。そこからさらに薬の量を100分の1か1000分の1

に減らしたら、ゼロ・サーチも反応しなくなる。だからＯ－リングテストの10万倍から１００万倍、感度を上げるアンテナになっているということです。

**船井** 大体、神農というのはどういう人だったんですか。

**矢山** 神農さんというのは、漢方の神様で、なめて毒に当たりながら薬を選んだという伝説の神様です。これは漢方の神様であると同時に、テキヤ（香具師《やし》）さんの神様なんです。

**船井** 矢山先生が現代の神農になって、ゼロ・サーチを使いながら新たにつくり上げた。

**矢山** 現代の神農ではない。神農さんは西洋医学を知らなかったから、脳科学も知らなかった。だから、デュアルＣＰＵになってないわけです。片一方は神農さんに近づいて、片一方は西洋医学で、デュアルでやる。

**船井** じゃ、ゼロ・サーチを使いながら、神農さんの……。

**矢山** 上をめざす。

**船井** 神農さんの能力はそのままちゃんと使いながら、でも西洋医学や脳科学を全部使いこなしながら、デュアルCPUでつくり上げられたものが神農製品だということですね。

**矢山**　船井先生とよく話していて、デュアルCPUはシングルCPUの必ず上を行くという、船井先生と僕の2人だけのルールがあった。その原理は、デュアルCPUを使いこなすことなんです。だから人間は論理（見える世界）と直感（見えない世界）のデュアルCPUになるとおもしろい。

**船井**　神農さんが毒に当たりながらなめてやったのを。

**矢山**　ゼロ・サーチを使ったら毒に当たらずに済む。

**船井**　ゼロ・サーチも現代の技術ですものね。ダイオードを百何十個使って、人為的にゼロの場をつくるというのは、昔はできなかったわけですものね。だから感性を研ぎ澄まして毒をなめていかなきゃしようがなかったわけですね。

**矢山**　そうですね。

**船井**　現代の技術をしっかりと使いこなしながら開発した生薬で、なぜかシャボン玉石けんとの相性がめちゃくちゃいい。神農シャンプーを単独で使ったら駄目なんですか。

**矢山**　神農シャンプー単独でも血流改善とかいろいろあるからいいけれど。抗ウイルス効果はそれほどない。だからまぜるといい。

**船井**　ウイルスを不活性にするのはシャボン玉。

**矢山**　そうです。血流改善は神農シャンプーですね。

**船井**　髪の毛の場合は、血流改善が大事だから半々がいい。

**矢山**　これは今、自分の毛髪で実験中。まだ途中です。害はないので、自分で研究しています（笑）。

## 船井幸雄先生が亡くなったとき、確かに船井先生の声がリアルに聞こえてきた

**矢山**　船井先生が亡くなったときに、すぐに行って、そばで声が聞こえた話もしたい

ですね。

**佐野**　おっしゃっていましたね。先生はすぐに駆けつけてくださいましたからね。

**矢山**　やっぱり魂はあるとは思っていたけど。

**佐野**　お話しされていましたよね。

**矢山**　２０１４年1月20日に熱海のご自宅に行ったんですよ。行ったら、ニコッとしていて眠っておられるようでした……。勝仁さんがちょっと心で会話してくださいと言うから、ありがたく瞑想していたんです。そうしたら、頭の中に、「矢山さんの思い通りに生きなさい」。「生きてください」だったかな。そういう言い方をされるからね。それから、これは絶対に僕がつくり出した言葉じゃないですよ。「見ていますから」が頭の中に聞こえてきた。そういう言い方をされるんですよ（笑）。「矢山さんの思い通りに生きてください。見ていますから」。エーッ、見ている。「それなら僕が困ったときに、助けてくれますか」と言ったら、「ああ何でもしてあげる」と言われた。「何でもしてやる」と聞こえたんですよ。後にも先にも、死んだ人の声を聞いたのはあのときだけです。

あっ、もう1回、船井先生の声が聞こえたんだ。

**船井** ヒカルランドさんの本ですから、そういう話はとってもいいと思います（笑）。

**矢山** 船井先生が亡くなってから、ほかの人から「何で亡くなったんですか」と聞かれるから、「（医師である）僕の言うことを聞いてくれたらよかったのにね」と言ったわけです。

そうしたら「もうそれは言うな」と船井先生に言われたような気がしたんです。それからはもう言わない。ただ、もっと生きられなかったかな、という気持ちは今でもあるんですよ。

**船井** 「僕の言うことを聞いてくれたらな」というところを、もうちょっと具体的に言ってください。

**矢山** だって病気は五つの病因なんですから。1回熱海のご自宅に伺って、「先生、僕の所（佐賀）に来て、入院してください」と言ったけど、ウンと言われない。奥さんが何て言ったか。「素直のご本尊が素直じゃないね」と。

**船井** 私もそれは覚えています。

**矢山**　奥さんがそう言うんだけど、入院してくださいと言っても、してくれなかった。自分で自分の尊厳とか、そういうのをとことんしたかったのかなとか、弟分の僕があせよ、こうせよと言うのも、やっぱり気に食わなかったのかなとか、いろいろあったのかな。

でも、一番は先生は自分の尊厳力を通したいというのがあったのかなと思う。船井先生は経営コンサルタントという会社の医者であるけど、私は人間の医者だから、私のことを聞いてほしかった。それを他の人に言ったら、「それは言うな」と船井先生のお声が本当に聞こえたのよ。だからそれからはそのことは言いません。

**船井**　父の場合もウイルスが原因だったんですか。何が一番ああなった原因だったんですか。

**矢山**　やっぱり歯です。歯の根っこに菌がいて、それがずっと心臓に流れていった。膵臓《すいぞう》に流れていった。それでくたびれたところに、またさまざまな菌が入っていった。歯の治療をしたんだけど、その後の経過がスムーズにいかなかったのです。

**船井**　クリーンアップ・メディスン的に言うと、どういう治療をすればよかったんですか。今だからわかる範囲で……。

**矢山**　五つの病因を全部外せばいいんですよ。

それと、これを言うとまずいかな。船井先生は確かにものすごく想念のパワーがある。けれども、やっぱり肉体には肉体の原理があるんです。

肉体の原理は、想念力だけではダメな部分もあるんです。さっき言ったように、体の原理は、練らなきゃ駄目なんです。それをどうして治すかというと、きっちり体を練る、体を鍛える。船井先生は、お忙しいからそれをされなかったんです。聞かれたので答えました。

**船井**　父が体を練っていたのは、せいぜい両手振り運動ぐらいでした。

**矢山**　天地の理に反する存在が、世の中にはいっぱいいて、その見えない世界にとっては、船井先生はやっぱり邪魔な存在だったでしょうね。見える力と見えない力、両方持っていますからね。見える力だけなら大したことないし、見えない力だけというのもまた大したことないんですけれど、両方持っている。デュアルCPU、ダブルコンピューターの高度な存在は、やっぱりこれはちょっと邪魔になったのかなと思います。

**船井**　じゃ、体を練っておけば、大分違ったのではないかと。

**矢山**　そう、武術的な練り方ですね。

**船井**　想念力だけ使っていたのがいけなかった。

**矢山**　体の原理は、やっぱり練ったり、栄養と運動が要るわけです。

**船井**　想念力が異常に強い人だったから、それだけでやってしまおうと思った。

**矢山**　やっぱり体を動かさないと。若いときはよくても、だんだん体の防衛力の低下ということがありますから。そうじゃないかなと思います。

## 魂との対話――もし今、船井幸雄先生を治療するならば

**船井**　もし船井幸雄が今、ここに入院してきて、治すとしたら、まず何から。

**矢山**　それはいつの時点で。

**船井**　まだそこそこ元気だったら。

**矢山**　それはやっぱり口からです。だからうちは歯科医科統合で、今オゾンを使って、歯の根っこの菌を完璧に取る方法があるんです。消毒してしまう。オゾンはガスだから、細かいところに入っていくわけです。それを使って、まず歯の根っこの菌を全部サヨナラします。オゾンで菌もウイルスも全部消えますから。

僕も1本の歯が、年末に痛んだ。困ったな、これが悪くなって顔面神経麻痺《まひ》になったら困る。近くに顔面神経がありますからね。仕事が終わって、ちょうど年末になって、やれやれと思ったら痛みがくるんですよね。歯が痛くなって、うちのクリニックの歯科の佐藤ドクターに「頼むから治してくれ」と言って、オゾンで治療した。

オゾンはものすごくいいです。歯の根っこの菌を完全に片づける方法はなかなかないんです。いろいろ研究した結果、オゾンがあった。オゾンを吹き込んで、ポンピングする。これは素晴らしい。それで、菌が消えたかどうかをゼロ・サーチでチェックできるんです。消えるまでやればいいんです。

**船井**　ちょっと意地悪な質問になりますが、もし死ぬ半年ぐらい前で、本当に体が動かなくなって、しゃべれなくなった時点だったらどうされますか。

**矢山**　とにかく原因を除くのに徹します。何でそうなるんですかというと、やっぱり歯の根っこから菌が流れていって、心臓に来て、膵臓に来てとなっていますから、まず根っこの菌を取って、心臓とか膵臓に来ている菌の類《たぐい》も、それに一番必要な抗生物質を使ったり、ホメオパシーを使って、全部サヨナラする。

**船井**　どの時点ぐらいからやったら治せたという自信がありますか。

**矢山**　それは難しいな。漢方的な発想だと、まず自分の口でメシを食えなくなったら治ることが難しい。ただし、メシを食えなくても、点滴で保てたらまだいいんですけど、点滴でも保てなくなるんですよ。そうするとやっぱりまずい。後もう一つは、臓器不全といって、肺とか心臓とか肝臓とか、どこかの臓器が働きを弱めてしまった状態になると難しいです。

ただし、原因が何かです。感染は何とかなる。がんはなかなか難しい。感染は、さっき言ったいろいろな手があります。オゾンを使って歯の根っこの菌を全部やっつけてしまえばいい。

そんなことを言ったら、「もう言うな」という、船井先生の声が聞こえてきたから……、ここだけの話です。

**船井** 本に書いちゃいけませんか（笑）。

**矢山** いろいろ言ったら、「もうそのことは言うな」と言われました。でも、書いてもいいそうですよ。上手に表現したらいいと。

**船井** 最後、がんになりましたし、それから膵臓とか心臓とかですね。

**矢山** 全部歯からです。菌が入っていくんです。

**船井** 今のおやじはどんな感じですか。

**矢山** 今の船井先生、あの世で？　うーん……。

**船井** 今、何て言っていますか。

**矢山** 本を出していいか、聞きましたよ。そうしたら、「上手に出しなさい」と言われました。

**船井** 先生は、何のためにこの本を出そうと思っていらっしゃるんですか。

**矢山**　僕は、船井先生に教えてもらって、こういうふうにやってきましたと。本に書いてないおもしろいことも、僕の知る限り、知ってもらったらいいんじゃないかと思います。船井流で医療実践のプロセス、僕はそれでしか恩返しできない。

そういえば、あなたたちも何か言ってよ。僕ばかりにしゃべらせないで（笑）。

**佐野**　だって先生の話を聞いているとおもしろいので。

**船井**　僕ら何もしゃべれませんから、聞いているだけにしようと、朝から相談していた。

**矢山**　あなたたちも言いなさいよ（笑）。

## なぜ菌やウイルスは存在するのか、天地の理法から考える

**編集部**　ちょっと意地悪な質問、いいですか。菌とかウイルスを殺すのは、包み込み

とは真逆の抹殺になるじゃないですか。その辺はどういうふうに先生はとらえられているんですか。

**矢山**　なぜ菌とかウイルスがこの世に存在して、人に何かするかということですよ。生まれたときに、菌とかウイルスがいるんですかということです。

菌とかウイルスは何でこの世にいて、いろいろなことをしているかというと、「そこ不自然ですよ」と教えてくれているわけです。そこは天地自然の理法が足りないところですよということなんです。だから、そうでございましたかと言って、そこをクリーンアップするということです。

世の中にあるウイルスというウイルスを全部ないようにするとは、私は言ってないんです。その体が本来の姿で生きるためにはどうしたらいいかというと、邪魔しているやつに退いてもらう。ただたたくのではなくて、そのときに何でそうなったかということを考える。そうならないようにいろいろ考えてやる。

生成発展するというのが天地の理法ですから、それがなくなると、やっぱりその人の意識も体も魂も、生成発展する方向に行くじゃないですか。世の中にあるウイルスと菌を、すべて根絶やしにするとか、そういうことを言っているのではないんです。共存してもいいけど、その人の持っている根源的な力が働かないのは、それはやっぱり天地自然の理法にかなっていないですよ。僕は医者の立場としてそう思うんです。

症状というのは、天地自然の理法が完全に動いてないということのシグナルだと思えば、どうしたらいいかが出てくるわけです。やっぱりモノにはモノの原理があるし、食べ物もあるし、想念ものすごく大事ですけど、僕はそこを五つにしているわけです。金属、電磁波、化学物質、弱毒病原菌、自分でつくり出す精神的ストレス。だからクリーンアップをして、それから魂に目覚めるということになるわけです。

魂というと、エエーッて驚く人も多いけれど、そこをきっちり心理学的にやっておられるのが出口光さんです。

植芝盛平開祖が、五井《ごい》昌久《まさひさ》（白光真宏会《びゃっこうしんこうかい》の開祖）さんの所で話した講演録があるんです。ほかの所ではあまり言ってないんですよね。五井さんの所では、同志みたいなものだから、神様のこととかいっぱい言われています。一霊四魂三元八力とか。

**船井**　光さんは心理学の専門家ですからね。心理学の大学の先生で、博士まで持っていらっしゃる。

**矢山**　その言葉を使えば、外国にも出せるわけです。僕は合気も、一霊四魂三元八力までは、外国の人が読んでもわかるように書けると思うんです。ただし、「天《あめ》の村雲九鬼さむはら竜王（天之叢雲九鬼さむはら竜王）」とか、あのあたりはちょっと置いておかないとね。

**船井**　それはクリーンアップした後にやろうと（笑）。

**矢山**　「天の村雲九鬼さむはら竜王」と開祖は言われた。あれはちょっと外国人にはわかりません。あんなことを言っていたら、外国人の一神教とギリギリ抵触してしまいます。「天之御中主神《あめのみなかぬしのかみ》」とか言った日には、一神教と抵触しますが、一霊四魂三元八力までは抵触しないように多分書けると思います。

**船井**　光さんなんかは抵触しないように言っていらっしゃいますね。

**矢山**　そうでしょう。書けるんです。合気道もそれでいけばいいんです。

## 「矢山さんが来た」と言って、いつも喜んでいた船井幸雄

**船井**　矢山先生、もう一度同じことを聞くんですけど、この本を出す一つの目的は、まず、先生しか知らない船井幸雄を明らかにするということですよね。

**矢山**　僕の中の船井幸雄。

**船井**　先生にしか心を開いてない船井幸雄というのがいるじゃないですか。

**矢山**　それは知りませんよ。それはあなたが知っているだけで。

**船井**　「矢山さんが来た」と言って、あの楽しそうな、嬉しそうなおやじの顔（笑）を今でも覚えていますから。

**矢山**　それはありがたい（笑）。けど、多面的な方ですから。

**船井**　2人でいろんな研究をしていたわけじゃないですか。

肉に気を入れると、肉を食べても痛風にならないと言って、2人で気を入れて、ちょっとずつおっかなびっくり食べていって、最後は1キロ食べられたとか、わけのわからないことを言っていた（笑）。

**矢山**　船井先生と僕は、全然業種が違うし、要するに、経済的な活動とか全く関係なしの趣味の世界というか、さっきのダブルコンピューターの見えない世界のコンピューターをつないで、情報交換するのが先生は楽しかったのかなと思いますね。

**船井**　矢山先生と一緒のときは、子どもに戻れるんですよね。本当に楽しそうに、いいな、いいな、いいな、いいなと言っていた（笑）。

**矢山**　それは嬉しいな。

**船井**　それが読んでくれた方に伝わったら何が起こるんですかね。今いろいろな話を多岐にわたってしてくださった。医学の話もありましたし、生き方とか、合気道とかいろんな話、根本的な話まで行きましたが、何がわかる書籍になるんでしょうか。ダブルコンピューターにならなきゃいけないとわかったら、そういう生き方というか……。

**矢山**　さっき言ったように、世の中にアプリケーションソフトはごまんとありますが、やっぱりOSとCPU、つまり根源的なことを知って生きたほうが楽しい。それには見える世界にも、見えない世界（人の魂の世界）にも目を向ける。でも現実にも強くなること。やっぱりそれしかないんじゃないですか。現実にも強いけど、見えないことにも強いということ。

**船井**　それを先生は医療で実現されている。

**矢山**　実現しようと思っている。

**船井**　リウマチとか膠原病とか、普通だったら治らないと言われているものが、簡単に治って……。

**矢山**　簡単ではないけど、ちゃんとやれば「ここまで」治ります（笑）。

**船井**　治っていくというのは、単純明快、単純明快、単純明快と言われ続けたところから、そこに行かれた。

**矢山**　単純明快にしなさいという要求が、病気の根源のところにまで目を向けることになった。医者だけしていたら、そのことに気がつかなかったことは間違いない。今の世の中、情報が山ほどある。でも、根源のこととなると、魂になってきます。そうすると、やっぱり出口光さんの魂教育というか、志というかね。

学校教育でも、ものすごく荒れている所で四魂の考え方を生徒に教えた先生がいたんだそうです。そうしたら子どもたちがものすごく勉強するようになった。最悪の学校で、3クラスあって、ほかの二つのクラスは3分の1ぐらいやめたのに、その先生のクラスは1人しかやめない。それが2～3年続いて、校長先生が「何でなんだ」と。出口さんが呼ばれて魂の四魂という話をされているんです。それは、自分は何のために生きるのか、何を目的にするかということを考える。人それぞれみんな魂の音色というか、違うんだということを教える。そうすると、お互いに違いを知った上で仲よくできるわけです。心というのはころころ変わるけれど、魂は変わらないと出口さんは言われています。

魂という概念、その言葉を今、教育の中から全部削り落とそう、削り落とそうという勢いがあるそうです。だから塾でやると、むちゃ勉強するようになるんだと言っていました。自分の本質というものに対して、目が開くんじゃないかと思うんですね。

**船井**　先生は四魂で言うと何でしょうか。幸魂《さちみたま》、愛でしょうか？

**矢山**　私は四魂で言うと、勇、荒魂《あらみたま》ですよ。とことんやるという荒魂。荒魂と智の奇魂《くしみたま》かなと言ったら、この前、出口光さんが「先生は表面はそうだけど、幸魂があるから医者を集めて勉強会をやっているんです」と言われた。そしたら何かハートが開いた気がして涙が出そうになりました。

**船井**　やっぱり単純明快、単純明快というのがどれだけ有効に伝わるというのが本質なんでしょうね。

**矢山**　本質事項です。だから今の人で言うと、アプリケーションソフトを集めるのも大事だけど、ＯＳとＣＰＵに目を向けようと。そうすると、人間というのは、見える世界と見えない世界の両方がわかるようになっている。そうすると、いろんな世の中のことでも何でも大体見えてくる。

**船井**　医療の世界という一番複雑な世界で、今の世の中がそういうふうに流れている中で、矢山先生はいち早く単純明快にして、結果を出されたということですね。

**矢山**　医療の実務の世界では、単純明快という発想がないんです。やってみせろだから、患者さんが治らなかったら単純明快もへったくれもないわけです。しかし単純明快という方法論が実に強力な方法であるということがわかりました。それを私は何回言われたか。数え切れないぐらい言われましたからね。

**船井**　しかもおやじ（船井幸雄）は、矢山先生と一緒のときは遊んでいましたからね。それこそ利害がないから、経営コンサルタントをしているときとは全然違う顔をして、楽しそうな笑顔だった。

**矢山**　僕は平気で、「先生、それはちょっと違うんじゃないですか」とか「それはちょっとおかしい」とか言うわけです。

**船井**　おやじが楽しそうだったのは矢山先生と、あと副島隆彦《そえじまたかひこ》先生をからかって遊んでいるとき。副島先生に理屈を言って、副島先生がカッと怒ってきて、ガーッとやる。あれはすごく喜んでいた。とても楽しそうでした。

**矢山**　僕はそんな経験はないですよ。怒られたことも記憶にはない。

**船井**　亡くなった次の日、お通夜の前の日に来ていただいたのは、矢山先生と副島先生、中矢伸一先生、元船井総研の小山政彦さん、佐藤芳直さん。おやじの意識がまだこの世にあるうちに、会わせたい人といったら、それぐらいしか思いつかなかったな。

**矢山** ニコーッとして、ニマーッとして寝ていたんだよね。

**船井** 横で見ていて、矢山先生に来てもらったら、嬉しそうなのがわかりました。あっ、おやじ喜んでいると思った。

**佐野** それは僕も感じた。会長、笑っていると思っていました。

**船井** よかったな。いい時間でしたね。ありがとうございます。

**佐野** おもしろかった。ありがとうございます。

## おわりに①——本物の医療改革、実践のステージはここから始まる！（船井勝仁）

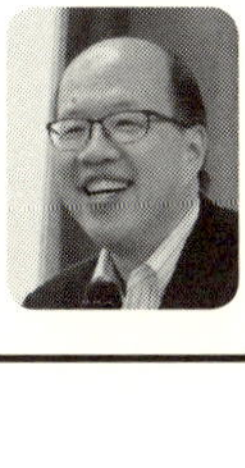

矢山利彦先生と生前の父・船井幸雄は特別の関係でした。日月神示《ひつきしんじ》の研究で有名な中矢伸一《なかやしんいち》先生に対しては、子どもとして「俺のことよりも中矢先生のことをより深く理解している」という嫉妬《しっと》にも似た感覚を持っていたのですが、矢山先生に対しては嫉妬というよりは清々《すがすが》しさを感じていました。とにかく、矢山先生が来ると父は無邪気に嬉《うれ》しそうだったからです。それは、本文を読むとわかっていただけるように、矢山先生の底抜けの明るい素直さがなせる業だったのだと思います。

2人の出会いのきっかけは気功を矢山先生から教えてもらったことでした。父は他人ができることで興味を持ったことは、少し研究するとすぐ自分でもできるようになるという特技を持っていて、だから矢山先生に教えていただいた気功もすぐに名人級になりました。

今まで本に書いて紹介したことがないエピソードですが、船井総研の気に入らない幹部の人がいて、ある宴席で父の我慢が限界になったことがありました。そのときに、父がその人を気功の技でぶっ飛ばしたことがあります。それぐらいのことが簡単にできるぐらい気功の達人になっていたのです。

それ以来、その人は父に絶対服従になったのですが、このエピソードからわかるように、父もかなり子どもの素直さを持ち合わせていた人だったのです。だから、素直さという点で共通する矢山先生のことを本当に大好きだったのだと思います。そして、気功の技を盗もうという下心でお付き合いしていたのが、矢山先生の素直さに感化されてだんだん本当に一緒に世の中の構造を研究する仲間になっていったのだと思うのです。

それで、一緒にデュアルCPU（詳しくは本文を読んでくださいね）の研究をしているうちに、矢山先生と一緒なら医療改革ができるのではないかと考えるようになったのだと思います。そして、矢山先生をそそのかしながら、本質的な医療研究を一緒に進めていったということが本書によって明らかになっています。私が何と言っても本書を出せるようになって嬉しいのは、それぐらい医療改革というテーマは父にとって大切なものだったからです。

父は経営者であり実務家であったので、真剣に日本という組織体の将来を心配していました。ただでさえ、国の財政状況は危機的な状況にあるのに、今の日本はすでに超高齢化社会であり、高齢化がますます進むことで医療費の高騰は免れなく、それによって日本という経営体が崩壊してしまうことを容易に察していたのだと思います。だから、医療にお金がかからなくなる本物の医療改革が何よりも大事であり、一緒に対談している義弟の佐野浩一が社長をしている本物研究所を同様の試みを何度失敗してもあきらめずに続けてきた大きな動機になっていると思っています。

幸い、本物研究所は創業以来15年間連続で黒字という盤石《ばんじゃく》の経営をしてきましたが、佐野がいつも「勝仁兄さんを含めて、会社をつくったときは誰も成功するとは思っていなかったですよね」という状態からのスタートだったのです。（余談になりますが、本文でも出てくる矢山先生が開発された神農シャンプーは本物研究所の大ヒット商品

であり、使った人は誰でもその素晴らしさに感動する優れものですので、ぜひ一度お試しいただければと思います）

そんな父にとって日本の本質的な医療改革に共に取り組んでくれる矢山先生は得難い同志だし、父が亡くなった後も、ゼロ・サーチや「五つの病因論」をはじめここまで研究を進めてくれている矢山先生に対して厚い感謝の思いを持っていることが、ちょっと泣けてくるぐらい感じられた素晴らしい対談の時間でした。

Y.H.C.矢山クリニックを開業されたのちの矢山先生は父の予言通り経営者としての本質的な大変な苦労を味わうことになられましたが、それもこれから本格的に日本の医療制度の改革に取り組んでいくためのトレーニングだったのではと思ってしまったりもしました。

今回は舩井幸雄が一番、力を入れて続けてきた「フナイオープンワールド」の後継である「舩井フォーラム　ザ・ファイナル」（2018年4月21・22日）を開催して矢山先生にもご講演していただくことになりました。ザ・ファイナルにするのは、もう啓蒙《けいもう》のステージではなく、実践のステージだと強く感じるようになったからです。その思いを察してくださった、矢山先生の「短い講演時間ではとても船井先生の本質を伝えることができないので、本にしてザ・ファイナルの講演を聞いてくれた人全員にそれを差し上げたい」という思いから本書が誕生することになりました。

矢山先生の父に対するそこまでの深い愛情を感じ、佐野と2人で佐賀のY.H.C.矢山クリニックに先生の診療後の遅い時間に駆けつけさせていただき実現した対談をほぼそのまま原稿にして第2部が生まれました。そして、せっかくの矢山先生のご著書になるので、病気に苦しんでいる多くの方の参考になるようにと、医療面の船井幸雄から受けた影響で矢山先生が実践されている多くの治療のことを第1部にまとめていただいて、それを合わせて本書ができています。

特別の関係であった矢山先生でなければ解き明かせない船井幸雄の秘密やすごさが惜しげもなく披露されていて、「船井フォーラム　ザ・ファイナル」に懸ける矢山先生の熱い思いにこれを書きながらでも目頭が熱くなってきていることを感じています。それが特に表れているのは、対談の最後のほうで矢山先生が今までは公表していないかった船井幸雄の秘密を全部話していただいているところになると思います。

その中でも、最後に父が亡くなった翌日、診療をキャンセルしてまで熱海に駆けつけていただき、肉体は死んでいましたがまだ意識はこの世にある状態の父とたっぷりと話していただいたときのエピソードに、矢山先生が父を思ってくださる強い気持ちが出ているように感じました。佐野や私も知らなかった父の側面を本書の出版を通じて知ることができたことは、これから父の思いを受け継いで経営をしていく2人にとってはとても大切な財産になりました。

医療関係の本として読んでいただいても本書はとても参考になる本になりました。そして、何よりも死後4年の年月を経てもいまだに父のことを忘れないでいてくださる船井幸雄ファンの皆様にとっては、今だからこそ明らかになった父の新しい側面を存分に感じていただける本になったことを胸を張って報告させていただきたいと思います。そして、過去を振り返ることがあまり好きでなかった父ですので、本書を読んでいただいたら、矢山先生のように父の思いを活かして現実的な活動につなげていただければと思います。

いろいろな面で、日本は今危機的な状況にあります。だからこそ、本書で矢山先生が明らかにしていただいた船井幸雄の本質を参考にしていただいて、読者の皆様のような「有意の人」が今までとは全く違う本質的で画期的な技術やサービスを生み出していただきたいと思います。そして、日本を矢山先生のように包み込みの手法で変えていっていただければ、すべての子どもたちが笑って暮らせるそんな理想的な社会をつくりたいという父の本望が達成できるようになると思います。

そんな理想的な社会を築く礎《いしずえ》に本書がなることを、あの世の父に代わって読者の皆様にお願いさせていただきます。

船井勝仁

# おわりに②——今も天国から、私たちに満面の笑みで観てくれている（佐野浩一）

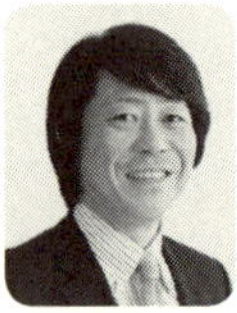

故船井幸雄は、人がたくさん集まるイベントが大好きでした。

13年の教師生活を経て、ビジネス界に転身して3年目。株式会社本物研究所を創業した年のこと。2003年のことです。

「毎年約1万人が参加する船井幸雄オープンワールドを、今年から君が仕切ってくれ！」

右も左もわからない社長業だけでいっぱいいっぱいだったところに、船井から突然の指示。勝手が全くわからないまま、諸先輩に教えを請い、当時の社員たちと考え抜き、ほとんど徹夜という日々を何日も過ごしてこぎつけたオープニング。

あの日から、たった5カ月でした。

「会長！　満席です！」

「そうか……」

かすかに笑顔を見せて、舞台そでからステージへ向かう船井幸雄の姿は、キラキラ輝いていました。涙がこみあげてきます。

私にとって、師匠であり、義父であり、スーパースターである船井は、本当にかっこよくて、舞台そでで1人、大きな大きな、深い深い感動を味わっていました……。

それからというもの、「船井幸雄オープンワールド」「にんげんクラブ全国大会」「船井SAKIGAKE★フォーラム」「船井フォーラム」と歴史は刻んできましたが、私にとって「舞台そで」が自分の〝舞台〟だと思えるようになりました。

船井幸雄の最後のステージとなった、今から6年前のオープンワールド。

「会長！　今日も満席です！」

「そうか……」

いつものように、口の端っこのわずかな筋肉を使ってわずかに微笑《ほほえ》みながら、演台にゆっくり、ゆったり歩みを進める船井幸雄。この間、ほんの15歩くらいでしょうか……。このわずかな時間が、私自身にとって、1年で最も幸せなとき。人生最高の感動の瞬間……。

おもむろにマイクを左手に持って、いつもの第一声。

「こんにちは！　船井でございます」

（よーし！）

会場からはあふれんばかりの大きな拍手……。

（よーし!!　やったー!!）

こんな感動の瞬間を何度も何度も味わわせてくれた、天国にいる船井幸雄に、心からの感謝をこめて……。

「船井会長、私は、この感動を一生忘れません」

あらためて、このメッセージを祈りとともに伝えたいと思います。そして、この最後のステージ「船井フォーラム　ザ・ファイナル」を記念して生まれた、矢山利彦先生とのこの1冊に、万感の思いが沸き上がってきます。きっと、船井幸雄は、天国から、私たちに満面の笑みで観てくれているのだと思います。

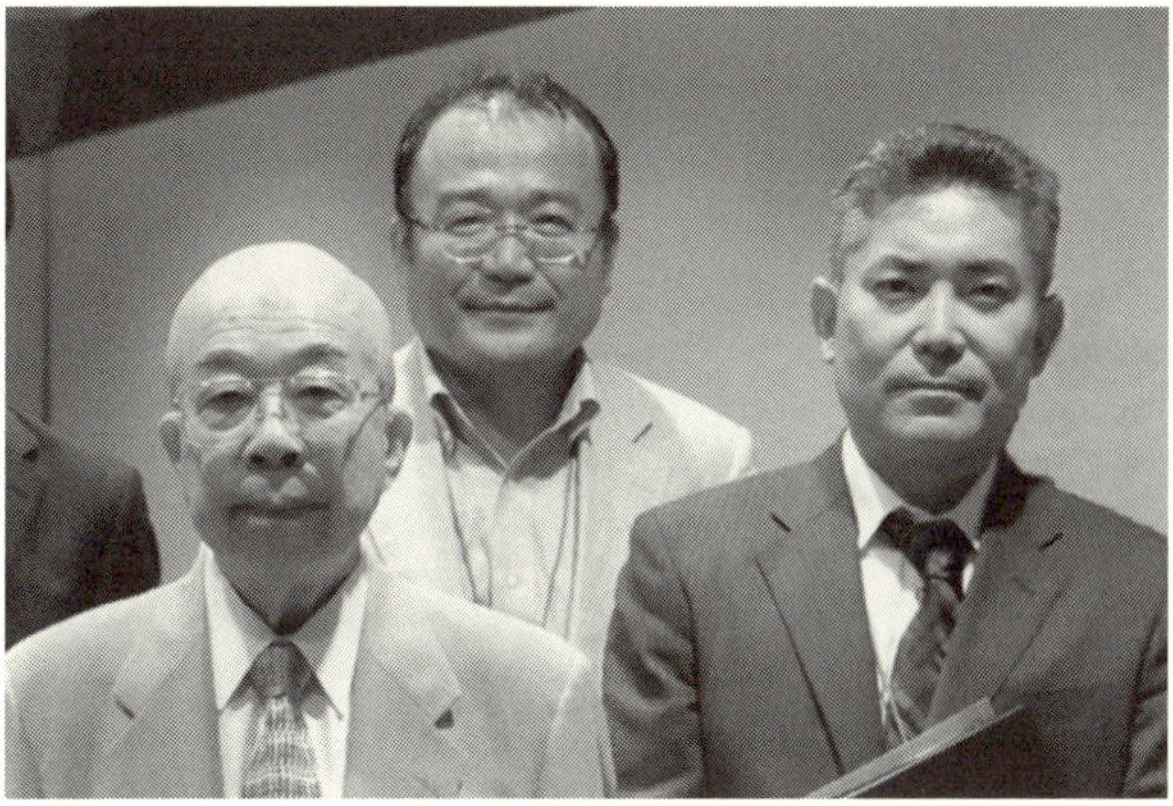

2009年９月、「にんげんクラブ全国大会」控室にて。
（左）船井幸雄（中）矢山利彦（右）中矢伸一

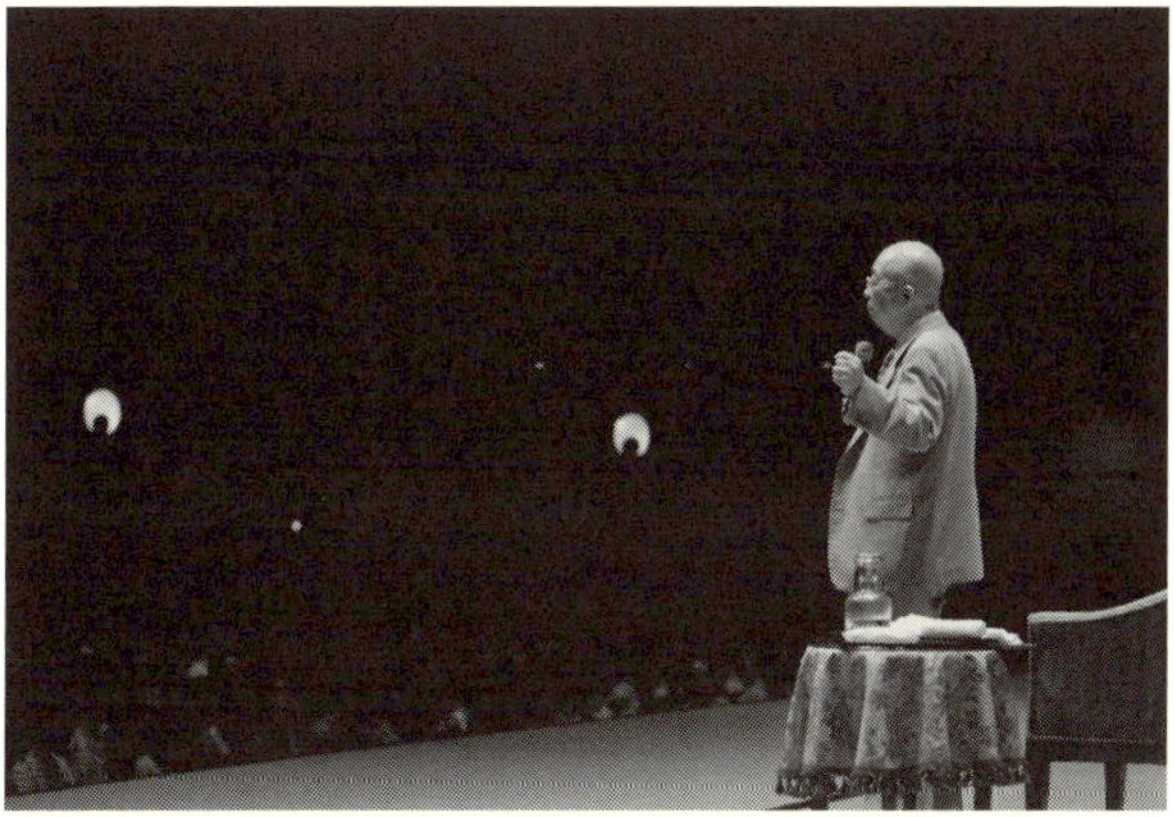

同日、満員の観客の前で講演する船井幸雄。写真提供：にんげんクラブ

そういえば……、こんなことがありました。

「佐野くん、船井先生の一番いいところは、どこか知っているか？」

「はい、何と言っても、卓越したコンサルティングと幅広い人脈……」

「佐野くんは、まだ船井先生のことをよくわかってないね……」

「はあ……」

「船井先生の一番は、なんと言っても笑顔だよ、笑顔。みんな、あの笑顔にころっといってしまうんだよな」

今から、もう15年以上も前に、ある経営者に教えていただいたことです。

船井は、まさしく「温顔」。とても素敵なお顔でした。穏やかで、やさしく、温かい表情は、人間・船井幸雄のシンボルといってもよいでしょう。しかし、〝ケンカの船井〟と呼ばれていた時代には、それはそれはコワイお顔をしていました。ちょっと見てみたいな……という方は、『99・9％成功する　経営のコツ』（2000年8月・ビジネス社刊）の56ページをご覧になってください。そのお顔と比べると、表情にも長い人生経験の証があるのだな……と思います。何よりも心の持ち方によって、顔は大きく変化するということがわかります。

いつもニコニコ穏やかな船井の笑顔は、どんなことがあっても、木鶏《もっけい》のごとく変わりませんでした。私のような凡人には、いつもいつも温顔でいることは至難の業です。何かハプニングが起こったり、自分にとってよくないことがあれば、気づかないうちにとってもコワイ顔をしていることがあります。つまり、自分の周囲に起こることすべてを包み込んでしまえる器に達していないということでしょう。温顔でい続けることと、心に余裕を持っていることとは、このように大きなつながりがあるのだろうと思います。

矢山利彦先生の笑顔も、最高に素敵です。お会いするたびに、笑顔が「進化」されています。お会いした瞬間に、「包み込まれて」しまうのです。

矢山先生は、自らを「船井幸雄の弟子」と称し、医師として、人として、船井幸雄のことを心から尊敬してくださり、医療現場にも、生き方にも、全面的に「船井流」

を徹底されてきました。

船井は講演のプロでしたが、普段は案外無口で、時々ぽろっとこぼす言葉や、仕事をする背中から学ぶことが多かったので、実は、「船井流」を矢山先生から学ぶことのほうがはるかに多かった気がします。

失礼を承知で本音を言葉にしますと、そのときの矢山先生のお顔は、満面の笑みで、子どものように無邪気で、愛情深く、まるで大好きな恋人の話をするかのように輝いていらっしゃいます。お顔や人柄というものが、人間にとってどれだけ大事なものかを、いつも教わっています。

顔は、人間にとって「玄関」のようなものです。だからといって、「表情だけ無理やりつくった顔」では、出会う人々によい波動をプレゼントすることはできません。ある経営コンサルタントの言葉を借りると、人間の第一印象というのは6秒程度で決まり、第一印象が悪ければ、それを好転させるのに必要な時間は何と20分以上といいます。ということは、お店などでの接客においては、お客さまの滞留時間が15分以下の場合が多いので、もはや逆転不可能ということになります。そうした点で、第一印象はとっても大切です。初対面の人の緊張感をほぐすのに最適なのは、やっぱり笑顔ですよね。だから、笑顔や温顔の生みだす力は、とっても大きいものだと思います。その人の人間性がかもし出す顔の表情には、想像以上に大きな「力」があるのだと思います。

そんなことを、船井幸雄は、長い長い経営コンサルタントとしての現場実践の中で、肌で感じ取り、身につけていったのだと思います。

船井は、よく「すべてのことは波動の原理で説明できる」「世の中は波動の原理で成り立っている」と言いました。

波動の原理①：同じような波動はお互いに引き合う
波動の原理②：異なる波動は排斥しあい、相殺する
波動の原理③：出した波動はフィードバックされる
波動の原理④：波動には優位の波動と劣位の波動があり、優位の波動は劣位の波動をコントロールできる

ここから、次のようなことが考えられます。

波動の原理でいえば、私たちが何かをすると、そのすべてが世の中に何らかの影響を及ぼすことになります。周囲に伝わった波動は、まず自分に返ってきます。自分が出した波動ですから、返ってくる波動もそれと同質、つまりよい波動ならよい波動が、悪い波動なら悪い波動が返ってくるのです。

だからこそ、顔ってとっても大切です。どんな表情、顔つきをしているかで、あらゆることに影響を与えるようです。温顔は福を招き、すべてを包み込む。だから、向かうところ敵なし！　このことを、船井は心底理解し、生涯を通して伝え続けたのかもしれません。

こうしたことを、矢山利彦先生は、自然体で学んでいかれた結果、いつもニコニコ、温顔でいらっしゃるのだろうなって感じています。

さて、その矢山先生がお話しになるとき、決まって、「これも、船井先生に教わったことなんだ……」っておっしゃいます。

「佐野さん、人の話を聴くときには、びっくり力が大事なんだよ。これも、船井先生に教わった」

先生が教わったことというのは、お話を聴くときには、「さ・し・す・せ・そ」がポイントだということです。


「さ」＝さすが！

「し」＝知らなかった！

「す」＝すごい！

「せ」＝世界が広がりますね！

「そ」＝そうなんだ！


笑顔で、心底びっくりして、このように相づちを打つと、必ず喜んでたくさんのことを教えてくださるよ……ってつけ加えられました。人の話を素直に、謙虚に、敬意を持って聴くために、こうした言葉を使って態度を表すことって、本当に大事だと思いました。

ですから、そのお話をお聴きしたあとに、「先生、すごいですね。知らなかったです」と相づちを打つと、矢山先生はとても喜んでくださり、誰にも話さない？　クリニック経営の極意を教えてくださいました……。早速、得した気分でした！

一方、船井は、本物について、矢山先生には再三再四お話をしていたようです。

「先生に新しい治療法のこととかを話すとね、『矢山さん、たしかにいいんだけど、もう少し単純明快にならんかな』とよくおっしゃったな……」

「本物というのはね、『単純明快、万能即効、卓効、副作用なし』ということなんや。船井先生から、何度も、何度も教わった……」

「先生は、いつもそのことばかり考えて、患者さんと向き合い、商品の開発をされているんですよね」

「その通り！　それしかないし、そこしかない！」

本物研究所でロングセラーになっている「ハーブ神農クリーム」も、矢山先生が開発された本物商品の一つです。「神農」は、「し・ん・の・う」と読みます。珍しい名前だなって思われた方も多いかと思います。でも、この名前には、矢山先生の深い思いと実践の積み重ねがあります。

「神農」とは、古代中国で「農業と薬の神さま」と呼ばれた伝説の皇帝の名前。神農皇帝は百草を身をもって毒か薬かを調べ、その効能を明らかにして人々に医療と農耕の術をお教えになられたそうです。その大きな功績によって「神農大帝」と崇められ、120歳まで生きたと伝えられています。

「草を噛《か》んで、その毒にあたりながら薬草を選び出す」

まさに矢山先生も同じ方法で、「ハーブ神農クリーム」を開発されたのです。患者さんのコリや痛み、皮膚疾患によいものを探していらっしゃった矢山先生は、漢方を学び、日々医療を実践される中で、実に1000種類以上の草根木皮、鉱物、動物から400種類を選び出されます。それらを一つずつ自分の体を使って検証を重ね、四十数種類を選び出し、バランスよく配合することに成功されます。そして、「神農さま」の名にちなんで「神農膏《こう》」という軟膏をつくりだされました。

「神農膏」は【人体を蘇生《そせい》の方向に持っていくもの】【気の流れをよくするもの】【病気や老化の波動を打ち消すもの】として、多くの患者さんに親しまれてきました。そこで、もっと一般の人たちにも使いやすいものをと開発されたのが「ハーブ神農クリーム」です。その後、「ハーブ神農シャンプー」「ハーブ神農ソープ」を続けて開発され、健康と美容に安心して使える神農シリーズとして、皆様から大好評をいただいています。

「ハーブ神農クリーム」は血流をよくし、抗菌・抗カビなどお肌のトラブル全般によいといわれています。乾燥や疲れを感じる肌をリラックスさせ保護します。トリートメントクリームとしてマッサージにも最適です。

もう一つ、「雷神カード」という本物商品も、ぜひご紹介したいと思います。

矢山先生が開発されたゼロ・サーチという微細エネルギー検知装置（P30～P31）を使って生体の変調をきたすさまざまな原因を探査していくと「エレクトロ・スモッグ」という変調の原因が多くの患者さんで見つかるそうです。エレクトロ・スモッグとは、ドイツの波動医学グループが提唱する電磁波の害作用を表現する言葉です。パソコン作業を長時間する人、ハイブリッド車に長時間乗る人、携帯電話をよく使う人、最近では飛行機・新幹線など乗り物の中でＷｉ－Ｆｉ《ワイファイ》等、電磁波に長時間さらされている人には、このエレクトロ・スモッグの反応が必ず見られるといいます。

　また電源のコンセントが就寝中頭部に近い人、エアコンの室外機が近くにある人、配電盤が近くにある人なども、エレクトロ・スモッグが見られます。これらの人には頭痛、頭重、不眠、肩こり、疲れやすさ、イライラ感、集中力低下、目の疲れなどの臨床症状が生じることが多いものです。電磁波とこれらの因果関係はまだダイレクトには証明されていませんが、ロバート・ベッカー博士や波動医学の研究により、健康に対する危険はできるだけ減らすという予防原則にのっとって電磁波障害への対策が求められます。

　そこで、矢山先生の長年の研究により２０１７年度完成されたのが、この「雷神カード」です。その仕組みは、シューマン波という地球の周波数を記憶させたメモリーチップ、フェライトのファイバーと高効率の平面アンテナを上手に組み合わせたものです。

ただ、シンプル好きの矢山先生は、次のように紹介されています。

「携帯やスマホの仕組みは知らなくても、みなさん上手に使っています。そのように雷神カードの仕組みを知らなくても上手に使ってくださいね」

このように、矢山先生の「新しい技術、新しい医療へのあくなき追究心は、これからも船井流本物の法則に則《のっと》り、「単純明快、万能即効、卓効、副作用なし」をテーマに、さらに大きく膨らんでいかれることと思います。

ちなみに、矢山先生が、新たなことを研究していかれる際に大事にされていることが、「なぜ?」「なぜ?」「なるほど」「どうする?」と、何度も何度も検証を繰り返されることです。「なるほど」って納得がいくまで考えを練らなければならないとおっしゃいます。これも、矢山先生によれば、船井から教わったことなのだそうです。

確かに、船井幸雄は、「現場」を大事にしました。あくまで現場に足を運び、肌で感じ、数字で検証し、仮説を立て、実行し、ルール化・法則化して、黄金則である

「船井流経営法」の数々を生み出していきました。

「現場」と「検証」、この二つが船井流をつくり上げたのです。

私たちも、その「現場」を大事にしなければならないということで、船井幸雄が晩年を過ごした自宅を「船井幸雄記念館」として、より多くの方にご覧いただけるようにしています。船井は、かねてから、「自然に勝るものはない。そして、人間もまた自然の一部なのだから、自然の摂理にしたがって生きるのがよい」と伝えてきました。船井にとって、最後の引越しは、まさにその言葉通りのものとなりました。

日本で2番目に大きな「大楠」で有名な、行列ができるパワースポット・来宮神社《きのみやじんじゃ》からも近く、本当に気持ちのよいイヤシロチです。

「完全イヤシロチ」である記念館と自然に触れていただきながら、船井幸雄の著作はもちろん、船井が日々研究の材料としていた厖大《ぼうだい》な蔵書、万年筆でしたため続けた生原稿、船井の人生を垣間見《かいまみ》ることができる写真、雑誌・新聞等の切り抜き、モノをとても大事にした船井の愛用品の数々、不思議な癒《いや》しグッズ、デスク、ベッド、美術品や絵画、直筆サインや書などを、あますところなくご覧いただけます。船井が残した言葉やメッセージも、ここであらためて腑《ふ》に落ちられることと思います。

お帰り際には、きっと、「よし！　明日からまたがんばろう！」って、笑顔でリラックスしながら、大きくリフレッシュして、記念館を後にされることと思います。

船井幸雄は天に召されましたが、この「船井幸雄記念館　桐の家」には、まだその魂や空気感が充満しています。どうぞ、お立ち寄りください。（火、水曜日休館、10時～16時開館）そして、どうして船井幸雄が、「自然の摂理」や「世のため、人のため」、「プラス発想、勉強好き、素直」など、さまざまな気づきからルール化していったのか、ぜひ、「検証」していただけたらと思います。

佐野浩一

# あとがき――船井幸雄先生の大きな愛に支えられて（矢山利彦）

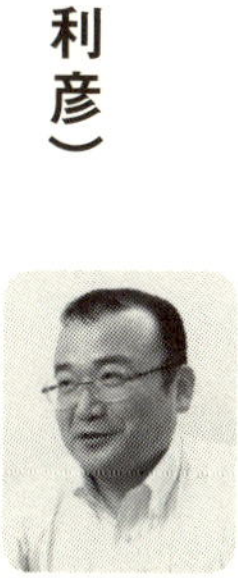

船井先生、本当に本当に、ありがとうございます。

さまざまなことを思い出しながら本書の校正をしていると、この言葉が湧《わ》いてきます。

船井先生のダブルコンピューター、またはデュアルＣＰＵとＯＳを自分に適用して医師として生きてきた報告が本書です。船井先生の大きな愛に支えられたことがあらためて実感されました。先生から学んだことを自分の人生に生かしながら、縁のある方に船井先生が教えてくださったように教えることができたなら、あの世で先生にも喜んでいただけるかなと、そう心から願っています。

本書がそのきっかけとなればと思いつつ、最後に船井先生を心の中にお呼びする和歌、三首を詠《よ》みます。

先生のご著書をお読みの方は、智慧《ちえ》が、インスピレーションが浮かんでくるかもしれません。

ふ　**ふ**しぎ好き
ない　**な**ぜなぜ　**い**つも
　　考えよう
ゆき　**ゆ**う**き**が湧《わ》いて
お　**お**おいに生きる

ふない　**ふ**たつ**ない**
ゆき　命の御《み》**幸**《ゆき》
お　**お**おらかに
　　肯定、感謝、

プラスを求め

ふな　**舩**歌は
いゆ　**い**のち**ゆ**かいに
きお　**気お**いなく
　　　漕《こ》ぎ行く先は、
　　　天地の理法

東京より佐賀までおいでくださった舩井勝仁様、佐野浩一様、小暮周吾様、再度、ありがとうございます。

矢山利彦

矢山利彦　ややま　としひこ
1980年、九州大学医学部卒。福岡徳洲会病院で救急医療を中心とした診療に携わり、福岡医師漢方研究会で東洋医学を学ぶ。漢方薬、鍼灸などの研究、実践を経て、気功に辿り着く。

1983年、九州大学医学部第２外科に入局。大学院博士課程にて免疫学を研究したあとに87年より佐賀県立病院に移り、好生館外科医長、東洋医学診療部長を歴任する。

2001年、Y.H.C.矢山クリニックを開院。

2005年６月、医科と歯科、気功道場、自然食レストランを併設した新病棟を開院。西洋医学と東洋医学を融合させ、「気」という生命エネルギーを生かす総合的な医療を実践している。現在、バイオレゾナンス医学会を設立し、ドイツの波動医学の研究者たちと一緒に研究している。

空手道６段、合気道３段でもある。

矢山クリニック
http://www.yayamaclinic.com/

船井勝仁　ふない　かつひと
1964年大阪府生まれ。
1988年㈱船井総合研究所入社。1998年同社常務取締役。
2008年「競争や策略やだましあいのない新しい社会を築く」という父・船井幸雄の思いに共鳴し、㈱船井本社の社長に就任。「有意の人」の集合意識で「ミロクの世」を創る勉強会「にんげんクラブ」を中心に活動を続けている。近著に『智徳主義【まろUP！】で《日本経済の底上げ》は可能』（竹田和平・小川雅弘共著）、『日月神示的な生き方 大調和の「ミロクの世」を創る』（中矢伸一共著）、『聖なる約束３　黙示を観る旅』（赤塚高仁共著）、『NEW MONEY THEORY お金は５次元の生き物です！　まったく新しい付き合い方を始めよう』（はせくらみゆき共著）がある。
船井幸雄.com　http://www.funaiyukio.com/
にんげんクラブ　http://www.ningenclub.jp/

佐野浩一　さの　こういち
関西学院大学法学部政治学科卒業後、13年間兵庫県の私立中高一貫教育校の英語教員として従事。2001年に株式会社船井事務所入社。株式会社船井総合研究所に出向。船井幸雄の直轄プロジェクトチームである会長特命室に配属。船井幸雄がルール化した「人づくり法」「人間学」の直伝を受け、人づくり研修（主に企業幹部候補向け）「人財塾」として体系化、その主幹を務めた。2003年4月、船井幸雄グループ（現：船井本社グループ）・株式会社本物研究所を設立し、代表取締役に就任。商品の「本物」、技術の「本物」、生き方、人づくりの「本物」を研究、開発し、広く啓蒙、普及活動を行っている。

# 船井幸雄の魂が今語りかけてきたこと

## あらゆる悩みを包み込み、希望を現実化させるヒント

第一刷　2018年4月30日
第二刷　2023年7月31日

著者　矢山利彦
船井勝仁／佐野浩一

発行人　石井健資
発行所　株式会社ヒカルランド
〒162-0821　東京都新宿区津久戸町3-11　TH1ビル6F
電話　03-6265-0852　ファックス　03-6265-0853
http://www.hikaruland.co.jp　info@hikaruland.co.jp
振替　00180-8-496587
本文・カバー・製本　中央精版印刷株式会社
DTP　株式会社キャップス
編集担当　小暮周吾


ISBN978-4-86471-644-4

それはWi-Fiの登場により、電磁波の発生源から距離を置いても体への影響を避けることができなくなったからです。なぜならWi-Fiの電磁波はどこからでも飛んでくるからです。

このWi-Fiは今では飛行機、ほとんどのホテルに装備され逃れようがなくなっています。私自身も飛行機に乗ると気分不良、東京のホテルでは睡眠がとれないという現象が生じていました。

これをなんとか解決しようと研究して完成した製品が「クリーン・オーラ」です。生体のエネルギーを推定するゼロ・サーチ（経絡エネルギー測定器、特許第5132422）を使いながらやっと出来たのです。

「クリーン・オーラ」の作動原理はまだ科学の言葉では完全に表現できませんが、電磁波吸収素材であるカーボンマイクロコイル（CMC）をコーティングした多重無誘導コイルを地球の電磁界の周波数であるシューマン波で振動させる仕組みとなっています。

これを人体の近くで作動させると経絡の気の流れが正常化することがゼロ・サーチによって確かめられました。また、ドイツ振動医学で言われているエレクトロスモッグの共鳴が急速に消失していくことも確かめられています。ゼロ・サーチをテスターのように使ってトライ・アンド・エラーを繰り返して創ったものなので発明した本人も電気工学的用語でクリーン・オーラの作動原理を説明できませんが、人間への有益な作用は確認できています」　（Y. H. C 矢山クリニック 矢山利彦院長）

**【お客様の声】**

- 「自分の考えがまとまりやすく思考がアップした」（50歳、男性）
- 「海外に飛行機で移動した。時差ボケを感じることなく眠れた」（50代、男性）
- 「パソコン作業を長時間しても目と頭の後ろが重くなりにくい」（50代、女性）
- 2週間以内に何らかの効果を感じた人＝88％。よく眠れた、少し寝やすくなった人＝81％（2019年実施のモニターのアンケートによる）

## 矢山利彦医師による世界初の研究開発!

# 電磁波による脳と体への負荷を開放し、体のエネルギーフィールドをクリーンに

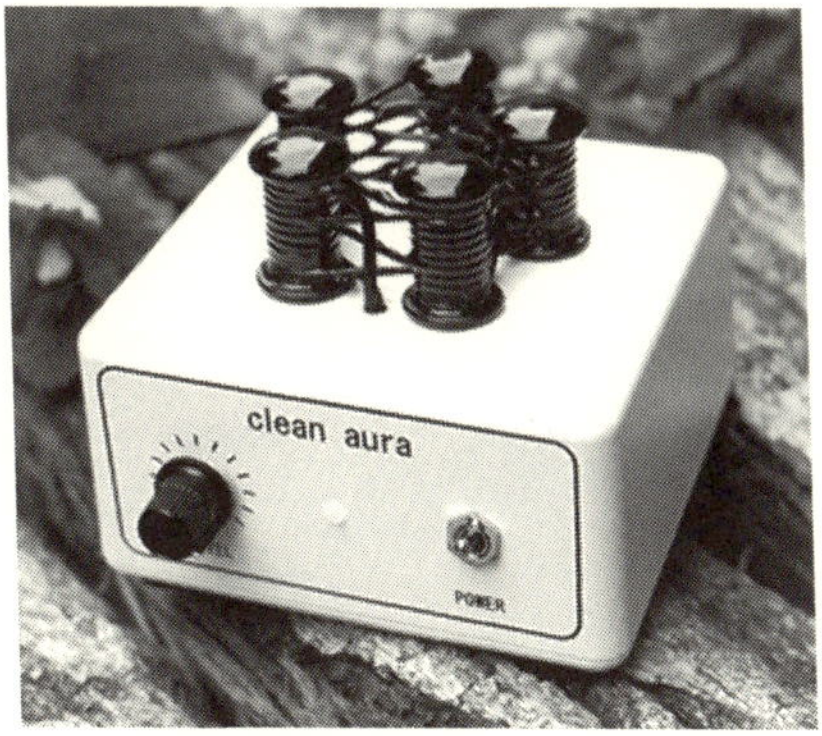


「有害電磁波抑制装置」特願2020-063623（令和2年3月31日）、商標6389312号

**クリーン・オーラ**

165,000円（税込）

●サイズ：幅7.9cm×奥行7.9cm×高さ6.4cm ●セット内容：①クリーン・オーラ本体、②ACアダプター（コンセントに使用する場合）、③電源供給ケーブル（モバイルバッテリーを使用する場合）

### 【電磁波ノイズのある環境を気持ちの良い空間へ！ まるで森林浴!!】

●パソコン・スマホ使用時の電磁波対策として
● Wi-Fi環境・電磁波の強い環境への対策（飛行機・新幹線・街中など）
●質の良い最高の睡眠をサポート
●電磁波環境での食事を気持ちの良いリラックスムードへ

### 【クリーン・オーラ誕生の経緯】

「電磁波が生体に様々な障害を発生させることは、ほぼ常識となってきました。
私は今までパソコン・携帯の電磁波から身を守る発明をしてきました。
それは電磁波の影響で体調を悪くする患者さんを数多く診療してきたからです。
グッズはそれなりに有効でしたが、さらに困った現象が生じてきました。

**ヒカルランド　好評既刊！**

地上の星☆ヒカルランド　銀河より届く愛と叡智の宅配便

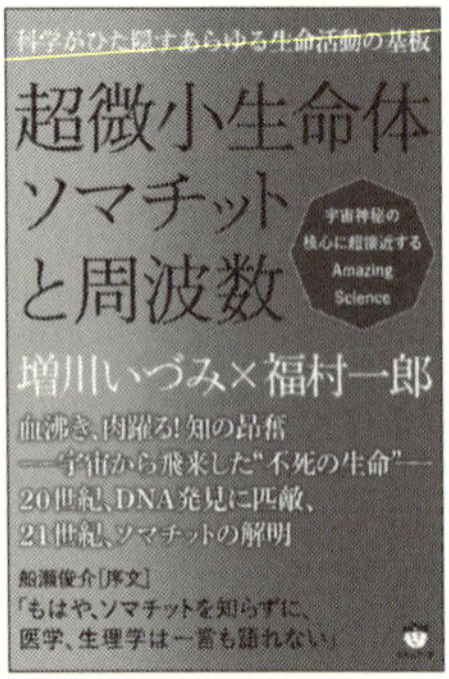


超微小生命体ソマチットと周波数
著者：増川いづみ／福村一郎
序文：船瀬俊介
四六ハード　本体1,815円+税

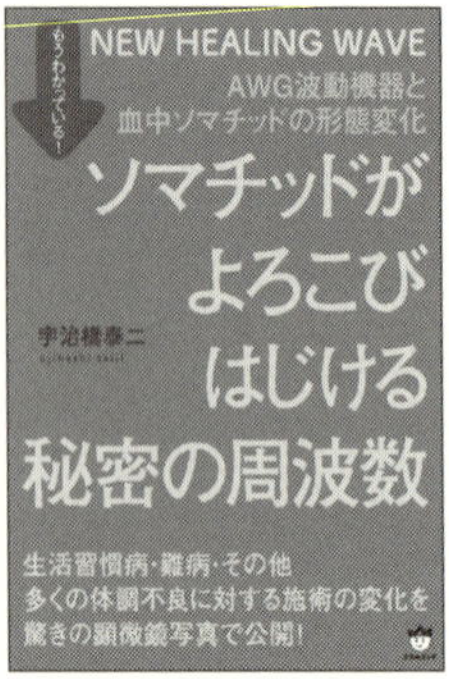


ソマチッドがよろこびはじける
秘密の周波数
著者：宇治橋泰二
Ａ５ソフト　本体3,333円+税

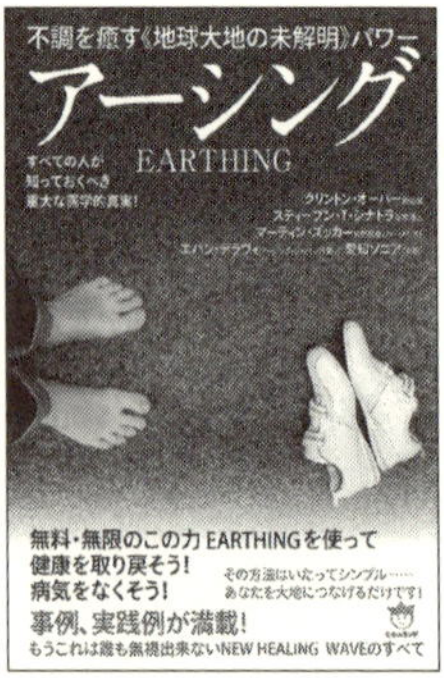


アーシング
著者：クリントン・オーバー
訳者：エハン・デラヴィ・愛知ソニア
Ａ５判ソフト　本体3,333円+税

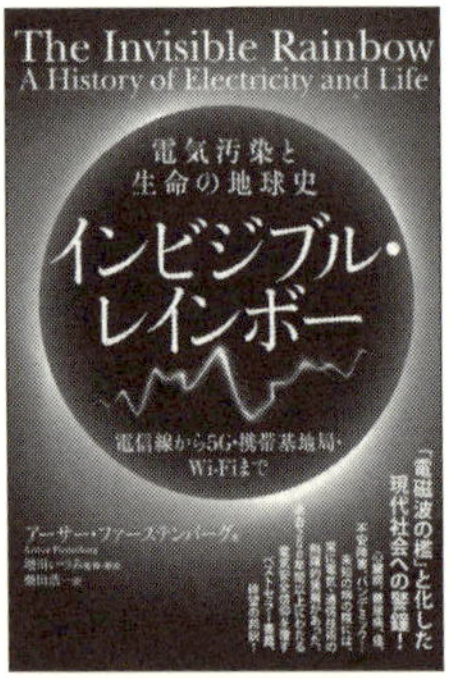


インビジブル・レインボー
著者：アーサー・ファーステン
バーグ
監修・解説：増川いづみ
訳者：柴田浩一
Ａ５ソフト　本体 4,550円+税

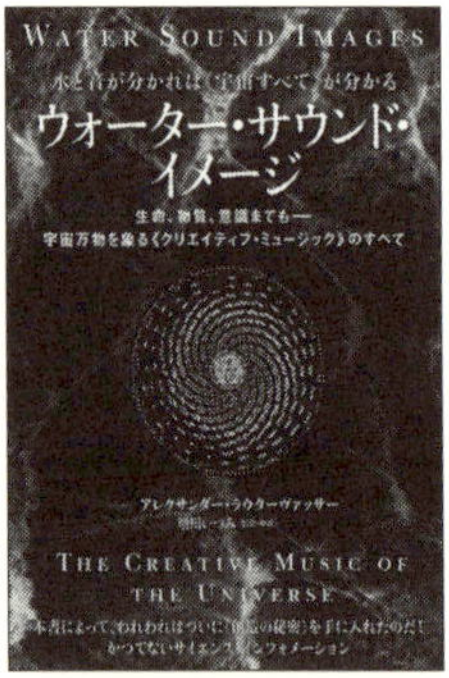


ウォーター・サウンド・イメージ
著者：アレクサンダー・ラウタ
ーヴァッサー
訳・解説：増川いづみ
A5ソフト　本体3,241円+税

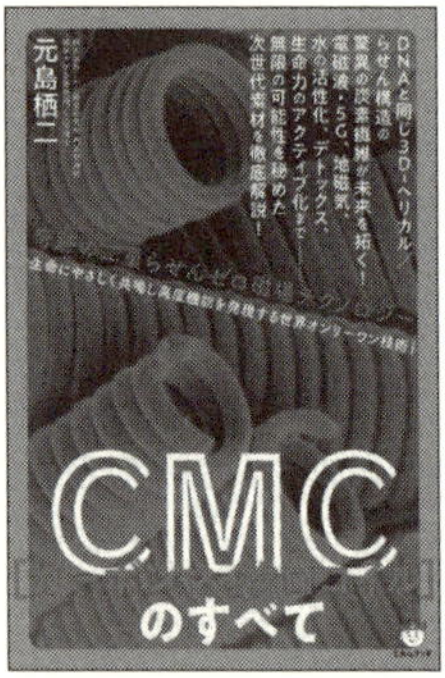


CMC（カーボンマイクロコイ
ル）のすべて
著者：元島栖二
四六ソフト　本体 2,000円+税